FRAGMENTS

POUR SERVIR

A L'HISTOIRE MÉDICALE

DE

L'OPIUM,

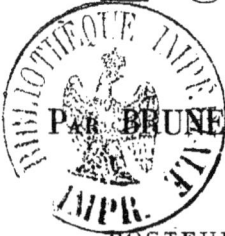

PAR BRUNEAU DE St AUBAN,

DOCTEUR EN MÉDECINE.

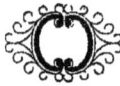

MONTPELLIER

JEAN MARTEL AÎNÉ, IMPRIMEUR DE LA FACULTÉ DE MÉDECINE,
RUE DE LA CANABASSERIE 2, PRÈS DE LA PRÉFECTURE

1864

AVANT-PROPOS.

Ce qu'on a écrit sur l'opium remplirait une biblio-
thèque ; mais dans tous ces travaux la place des com-
pilateurs est si grande, il faut faire une si large part
aux répétitions qui se sont accumulées, qu'on peut
affirmer sans crainte que l'histoire de l'opium reste
encore à faire.

Une histoire médicale complète de l'opium devrait
embrasser, selon nous, toutes les phases de cette
substance, la prendre au moment où elle apparaît
dans les laticifères des Papavéracées ; la suivre dans
ses réactions de laboratoire, dans ses manipulations
d'officine, dans son action intime sur l'économie quand

elle a pénétré dans les vaisseaux; déduire, enfin, de ce faisceau de connaissances les règles générales qui doivent éclairer le praticien sur les *indications* et *contre-indications* de ce médicament.

Aborder une œuvre aussi capitale n'a jamais été dans notre pensée; recueillir et grouper quelques faits qui pussent servir à l'histoire médicale de l'opium telle que nous la concevons, a été la seule ambition de ce modeste travail.

Nous avons divisé *ces fragments* en cinq chapitres; nous étudions successivement :

1º Les principaux végétaux qui fournissent l'opium;

2º Les réactions chimiques de cette substance les plus usitées;

3º Les différentes espèces d'opium qu'on trouve dans le commerce, et ses nombreuses préparations;

4º Ses effets physiologiques;

5º Ses indications et contre-indications.

Pour notre quatrième chapitre, nous nous sommes inspiré des savantes leçons de M. le professeur Rouget sur le système nerveux ; et, pour les indications et contre-indications, nous avons fait de larges emprunts au cours de M. le professeur Combal. Nous remercions cet éminent praticien des conseils dont il a bien voulu nous honorer, et nous le prions de recevoir publiquement ici l'expression de notre respectueuse reconnaissance.

DE St AUBAN.

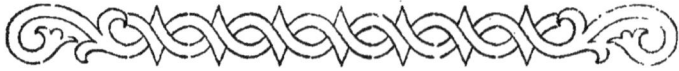

FRAGMENTS

POUR SERVIR A

L'HISTOIRE MÉDICALE DE L'OPIUM.

CHAPITRE Iᵉʳ.

Histoire naturelle des végétaux qui fournissent l'opium.

L'opium (du mot grec ὀπός, suc, liqueur) est le suc épaissi du pavot somnifère et de plusieurs autres plantes appartenant comme lui à la famille des Papavéracées, famille que l'on reconnaît aux caractères suivants : Calice composé de deux sépales caducs, très-rarement de trois. Pétales en nombre double, triple, quadruple ou multiple, dont les paires sont disposées en croix. Préfloraison convolutive et chiffonnée. Etamines au nombre de huit ou d'un autre multiple de quatre, en général très-nombreuses et groupées quelquefois en faisceaux oppositipétales. Filets libres et grêles. Anthères biloculaires s'ouvrant longitudinalement. Ovaire couronné d'un plateau scutiforme, sur lequel rayonnent des stigmates sessiles au nombre de deux ou de plus. Placentas formés par des cloisons incomplètes. Nombreux ovules anatropes. Fruit sec, quelquefois charnu, s'ouvrant par des valves ou fentes capillaires qui alternent avec les placentas. Graines en nombre défini ou plus souvent indéfini, quelquefois munies d'un caroncule vers le hile ; près de ce hile est situé l'embryon, très-petit vers l'extrémité d'un périsperme charnu et oléagineux. Les feuilles sont alternes, simples ou composées une ou plusieurs fois ; les fleurs blanches, rouges, jaunes, jamais bleues, quelquefois panachées, solitaires ou bien groupées en panicules ou en corymbes.

Les plantes de la famille des Papavéracées contiennent un suc laiteux, coloré en blanc, en jaune ou en rouge. Ce suc laiteux, d'une odeur vireuse, a des propriétés très-prononcées ; il est d'une grande âcreté et purgatif drastique dans le genre Eclaise (*Chelidonium majus*) ; il est narcotico-âcre dans les pavots ; examiné à un grossissement de 500 diamètres, il paraît composé de granulations assez régulières, très-serrées les unes contre les autres, nageant au milieu d'un liquide et ayant environ $0^{mm},3$ de dimension apparente.

Toutes les espèces du genre *Papaver* ont, à des degrés différents les mêmes propriétés ; elles rendent un suc laiteux qui, desséché au soleil ou évaporé, prend le nom d'opium. Parmi ces espèces, celles qui donnent la plus grande quantité d'opium sont le pavot somnifère et le pavot d'Orient.

I. Pavot somnifère (*Papaver somniferum*).

Le pavot somnifère est originaire de l'Asie ; de temps immémorial il a été naturalisé dans presque toute l'Europe, et bien qu'il soit loin d'acquérir les proportions gigantesques que Chardin lui a vues en Perse, il croît néanmoins très-bien dans les jardins où la terre est profonde et fraîche ; il s'élève à un peu plus d'un mètre. Sa racine est fusiforme ; sa tige est droite, rameuse à une certaine hauteur, cylindrique, glabre et glauque ; ses feuilles sont grandes embrassantes, incisées et dentées sur leurs bords qui se contournent irrégulièrement. Sa fleur, portée par un long pédoncule, est très-grande à quatre pétales entiers, dont la coloration varie selon le mode de culture. Ces pétales sont tantôt blancs, tantôt d'un rouge purpurin avec une tache foncée à la base ; les étamines très-nombreuses ont le filet dilaté supérieurement, le disque stigmatifère présente de dix à douze rayons et autant de lobes crénelés.

Le fruit connu sous le nom de *tête de pavot* est une capsule ovoïde ou presque globuleuse, glabre, glauque d'abord, puis grisâtre, indéhiscente, renflée à sa base, évasée au sommet, tantôt garnie de petits trous par où passent les graines, tantôt dépourvue d'ouvertures (pavot aveugle [1]). La tête de pavot présente à son intérieur des cloisons longitudinales incomplètes qui se réunissent en bas et en haut et donnent attache avant la maturité à une prodigieuse quantité de petites graines blanches, noires ou brunâtres, selon les variétés. Ces graines, uniquement mucilagineuses, féculentes et oléagineuses, ne renferment aucun des principes narcotico-âcres qui se rencontrent dans toutes les autres parties de la plante. L'industrie en retire une huile excellente : c'est l'huile d'œillette ou d'olliette qui peut servir à la cuisine, à la peinture et à l'éclairage. On l'emploie à la peinture parce qu'elle peut facilement être rendue siccative, et à l'éclairage parce qu'elle brûle sans produire de fumée ni de mauvaise odeur. La graine du pavot somnifère

[1] La variété du pavot aveugle est celle qui donne la meilleure huile.

est encore comestible; torréfiée et mélangée à une
certaine quantité de farine et de miel, elle servait aux
Romains à confectionner des gâteaux; de nos jours, en
France, dans certaines localités, on en fait le même
usage; en Pologne on la considère comme un très-bon
aliment.

Mais de tous les produits que peut nous fournir le
pavot somnifère, l'opium est le plus précieux. Cette
substance, d'un emploi si journalier et si utile en
médecine, est extraite de trois manières. 1° Par incision des capsules, avant qu'elles soient parvenues à
maturité; les incisions doivent être superficielles : cette
précaution de n'entamer que le péricarpe, a pour but
de ménager les graines, qui mûrissent alors très-bien
et qui fournissent l'huile dont nous avons parlé. De
ces incisions découle le suc laiteux qui se concrète; on
le ramasse avec un râcloir : cette opération est répétée
cinq ou six jours de suite. On obtient ainsi l'opium *en
larmes* : c'est le plus estimé et celui que préfèrent les
Orientaux, aussi ne laissent-ils jamais le commerce
s'en emparer. Cet opium peut être reconnu à sa couleur roussâtre et à ses propriétés odorantes. 2° La
préparation de l'opium par expression et évaporation
du suc de pavot donne un produit de qualité inférieure,
mais néanmoins très-répandu dans le commerce. On

utilise pour cette fabrication les plantes de pavots qui ont déjà fourni l'opium *en larmes*. On pile les feuilles, les tiges, les capsules, on passe au blanchet, et le suc, résultat de l'opération, est évaporé *à un feu doux* en consistance d'extrait. 3° Le procédé par décoction consiste à soumettre à l'ébullition le marc qui est resté sur le blanchet dans l'opération précédente. Ce décocté, amené à la forme de pâte molle par une évaporation prolongée, est mêlé à l'extrait de suc exprimé. Grâce à ce mélange, les Orientaux font passer un opium qui n'aurait sans cela aucune valeur commerciale.

II. Pavot oriental (*Papaver orientale*).

Cette espèce, cultivée dans les jardins, ne doit pas être confondue avec le pavot somnifère. Le pavot oriental est une plante vivace dont la tige scabre s'élève, au bout de trois ou quatre ans, à une hauteur de 7 à 8 décimètres; ses feuilles pinnati-partites, hérissées, ont leurs lobes allongés, dentés en scie, incisés inférieurement; sa fleur est très-grande, d'une couleur rouge orangée avec une tache noire à la base des pétales : elle paraît au commencement de l'été, et se distingue par ses sépales scabres, par ses filets dilatés dans leur partie supérieure, par son disque stigmatifère à dents obtuses; la capsule qui leur succède est globuleuse et glabre. Tournefort nous a rapporté cette plante d'Arménie : il nous raconte que les Turcs et les Arméniens mangent les capsules vertes malgré leur goût âcre et brûlant, mais qu'ils n'en retirent pas d'opium.

M. Petit, pharmacien à Corbeil, a retiré du pavot oriental, par incision des capsules, un suc visqueux blanc ayant la saveur de l'opium et prenant une teinte jaune par la dessiccation. Ce suc contient de la morphine, les capsules sèches n'en donnent plus. D'après les recherches de M. Petit, confirmées par celles de MM. Caventou et Pelletier, le pavot d'Orient serait avantageux pour l'extraction de l'opium indigène. Placés en France dans d'égales conditions de culture, le pavot oriental et le pavot somnifère n'ont pas donné la même quantité d'opium. C'est au pavot oriental qu'est resté l'avantage.

III. Coquelicot (*Papaper rhœas*).

Cette espèce se fait remarquer par ses fleurs d'un beau rouge. Elle est très-commune, dans le midi de la France, dans les champs de blé ; les agriculteurs éprouvent beaucoup de peine à s'en débarrasser. Elle nuit à la récolte en épuisant le sol. Ses fleurs ont une odeur faiblement vireuse et une saveur mucilagineuse légèrement amère. Le vulgaire fait grand usage de son infusion théiforme et la gratifie de propriétés calmantes et sudorifiques. Le suc du coquelicot est peu abondant, et il faut exprimer la tige avec force pour en faire sortir quelques gouttes. Cette circonstance a empêché jusqu'à ce jour l'industrie de faire servir cette plante à la fabrication de l'opium.

On prépare avec les capsules du *papaver rhœas* un extrait qui jouit de toutes les propriétés de l'opium ordinaire; on le donne seulement à doses beaucoup plus élevées. M. Loiseleur de Longchamps est allé, dans ses expériences, de 15 à 60 grains. Dans les campagnes où le coquelicot est en abondance, ne pourrait-on pas avoir recours à *cet opium* plus souvent qu'on ne fait?

CHAPITRE II.

De l'opium au point de vue chimique.

Le suc concrété du pavot somnifère est d'une composition très-complexe; l'analyse chimique entre les mains des Derosne, des Robiquet, des Sertuerner, des Pelletier, etc., y a démontré un grand nombre de principes. Le tableau suivant en donnera une idée.

Tableau des substances qui se rencontrent dans l'opium [1].

Morphine.............. $C^{34} H^{19} Az O^6$

Codéine.............. $C^{36} H^{21} Az O^6$

Thébaïne.............. $C^{38} H^{31} Az O^6$

Papavérine.............. $C^{40} H^{21} Az O^8$

Narcotine.............. $C^{50} H^{25} Az O^{14}$

Narcéine.............. $C^{46} H^{30} Az O^{18}$

Méconine.............. $C^5 H^5 O^2$

Paramorphine............

Pseudo-morphine.......... $C^{54} H^{18} Az O^{14}$

Principe cristallisable (obtenu par Dublanc jeune)

Huile grasse..............

Caoutchouc.............. $C^8 H^7$ (Faraday)

Résine...............

Bassorine.............. $C^{12} H^{10} O^{10}$

Gomme............... $C^{12} H^{10} O^{10}$

Ligneux..............

Albumine..............

Sulfate de potasse..........

Sulfate de chaux..........

Nous n'entreprendrons pas de décrire chacun de ces principes en particulier. Nous nous bornerons à étu-

[1] On a proposé, pour la formule de la morphine: $C^{34} H^{18} Az O^6 + 2 HO$, et encore $C^{35} H^{20} Az O^6 + 2 HO$; pour celle de la narcotine: $C^{46} H^{25} Az O^{14}$; pour celle de la narcéine : $C^{32} H^{24} Az O^{16}$ (Pelletier); pour celle de la codéine : $C^{34} H^{19} Az O^5 + 2 HO$. Ces variations permettent d'apprécier les difficultés que les chimistes ont rencontrées dans l'étude de l'opium.

dier avec quelque soin ceux qui offrent le plus d'intérêt au point de vue médical.

MORPHINE. — Cet alcaloïde, que l'on a considéré à bon droit comme le principe actif par excellence de l'opium, fut signalé en 1688 par D. Ludwig dans ses *Diss. de pharmaciâ*, sous le nom de *magistère* d'opium. En 1803 (Annales de chimie an XI), il fut obtenu par Derosne; seulement ce chimiste commit l'erreur de croire que la morphine n'était que de la narcotine modifiée, rendue alcaline par le carbonate de potasse qu'il employait à la préparation. Seguin, dans un mémoire lu à l'Institut le 24 décembre 1804, s'occupe longuement de ce corps; mais c'est à Sertuerner, pharmacien à Eimbech, que revient l'honneur d'avoir, le premier, démontré l'individualité de la morphine comme alcaloïde [1].

La morphine se présente sous la forme d'aiguilles blanches, prismatiques, appartenant au système rhombique. Elle est inodore, presque insipide à cause de son peu de solubilité dans l'eau, mais d'une amertume extrême quand elle a été dissoute. L'air n'a aucune action sur elle. Sa solubilité varie beaucoup selon la nature et la température des dissolvants. Tandis qu'il

[1] Annales de chimie et de phys., T. V, p. 21.

faut, pour la dissoudre à froid, mille parties d'eau, cent parties d'eau bouillante ou vingt parties d'alcool chaud arrivent au même résultat. L'éther n'en dissout que des traces. La potasse caustique, qui fait passer la narcotine à l'état de narcotinate de potasse, n'altère pas la morphine, bien qu'elle la dissolve aisément. C'est entre la morphine et la narcotine un caractère différentiel à noter.

Chauffée à une douce température, la morphine fond en un liquide jaune, qui se prend par le refroidissement en une masse blanche et cristalline; jusqu'à 300°, elle n'éprouve aucune altération; sous l'influence d'une plus forte chaleur, elle se décompose et brûle en répandant une odeur de résine.

Cet alcaloïde placé en présence de corps oxydants (l'acide azotique concentré, l'acide iodique) donne lieu à des réactions remarquables. Avec l'acide azotique on a une coloration rouge orangé, qui passe ensuite au jaune; avec l'acide iodique on obtient une teinte rouge brun et on sent se dégager une odeur d'iode. Évidemment, dans ces circonstances la morphine s'est comportée comme un agent réducteur [1]. Si, sur de la morphine rougie par l'acide azotique, on fait agir du

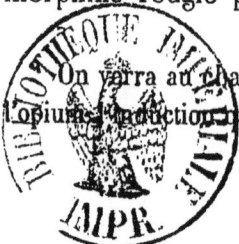

On verra au chapitre consacré à l'action physiologique de l'opium la déduction que nous tirons de cette propriété.

protochlorure d'étain, corps qui comme on sait s'em-
pare facilement de l'oxygène pour se transformer en
bichlorure d'étain et en acide stannique, on voit rapidement s'effacer la coloration rouge ; nous pensons
que c'est en vertu de son pouvoir réducteur que la
morphine produit encore les réactions suivantes : le
perchlorure de fer bien neutre la colore en bleu foncé
très-fugace, une solution d'or en bleu, celle d'argent
en gris noirâtre.

Pour achever de passer en revue les caractères de
l'alcaloïde qui nous occupe, disons qu'il exerce ainsi
que ses sels le pouvoir rotatoire vers la gauche, et que
sous le microscope il précipite par l'ammoniaque en
cristaux rhomboëdriques.

Préparation de la morphine. — Plusieurs procédés sont mis en usage ; voici celui que recom-
mandent Sertuerner et les auteurs du *Codex*. L'opium
coupé en tranches minces est mis en macération
dans l'eau ; au bout de quelque temps, lorsque la
matière est ramollie, on l'écrase avec une grande
quantité d'eau et on exprime fortement la pâte ainsi
obtenue. La même opération est répétée plusieurs
fois, le liquide qui en provient est évaporé jusqu'à
consistance d'extrait. On reprend ensuite par une
petite quantité d'eau, afin de dissoudre les sels de

morphine (méconate et sulfate) et de laisser la plus
grande partie de la narcotine mêlée à une matière
brune. On a en fin de compte en dissolution des méco-
nates et sulfates de morphine et de codéine, plus de la
matière colorante. On se débarrasse de la matière colorante par l'addition d'une petite quantité d'ammoniaque qui la précipite unie à de la morphine impure.
Une seconde addition d'ammoniaque précipite *seulement* la morphine parce que la codéine est soluble.
Il reste à purifier la morphine ainsi obtenue : on la
traite par de l'alcool affaibli marquant 20° aréomètre
de Baumé ; cet alcool dissout une matière résineuse
qui était restée mélangée à la morphine. Le résidu est
repris par de l'alcool bouillant à 35° B. On décante
et on abandonne la liqueur à la cristallisation.

Un autre procédé consiste à épuiser l'opium avec de
l'eau tiède : la liqueur est évaporée jusqu'à consistance
de sirop ; puis, en y versant une dissolution concentrée
de chlorure de calcium, on détermine par une double
décomposition la formation de méconate de chaux
d'une part et de chlorhydrate de morphine et de codéine de l'autre. La morphine est précipitée par l'ammoniaque et purifiée par du charbon animal et des
cristallisations successives dans l'alcool.

La morphine forme des sels qui cristallisent très-

nettement ; tous ces sels sont, en général , peu solubles dans l'éther, très-solubles dans l'alcool et dans
l'eau ; ils présentent les mêmes réactions que la morphine : leurs dissolutions aqueuses ne sont décom-
posées par le bicarbonate de soude ni précipitées par
la noix de galle que lorsqu'elles sont très-concentrées
(Malaguti).

Nous aurons à parler de quelques-uns de ces
sels dans le chapitre consacré à la pharmacologie de
l'opium.

CODÉINE. — C'est en 1853 que Robiquet découvrit
cet alcaloïde. La codéine est en cristaux prismatiques,
blancs, très-amers. L'eau en dissout une assez grande
partie ; le reste se fond comme une huile, puis,
traité par une petite quantité d'eau, ne tarde pas à
cristalliser. L'alcool la dissout complètement ainsi que
l'éther : cette propriété la distingue nettement de la
morphine, qui, comme nous avons vu, est excessi-
vement peu soluble dans l'éther. Elle ne donne pas
non plus, comme la morphine, de coloration bleue
par le perchlorure de fer et de coloration rouge par
l'acide azotique. Elle cristallise à l'état anhydre de
ses dissolutions éthérées.

Pour préparer la codéine, on se sert des liqueurs

dont on a précipité la morphine par l'ammoniaque. Après qu'on a rapproché ces liqueurs par l'évaporation, on y ajoute de la potasse caustique et on évapore à siccité. Le résidu est traité par l'éther, qui dissout la codéine et la laisse déposer ensuite en gros cristaux très-nets. La codéine se combine aux acides pour former des sels; mais leur emploi est très-rare en médecine.

Notons, en passant, qu'il est nécessaire que les pharmaciens s'assurent scrupuleusement de la pureté de la codéine. On a signalé sa falsification par l'arseniate de soude : l'arseniate de soude cristallise, en effet, de la même manière.

Narcotine. — Signalée d'abord par Baumé sous le nom de sel essentiel d'opium, la narcotine a été étudiée en 1803 par Derosne, pharmacien, d'où le nom de matière de Derosne, de sel de Derosne, qu'elle a porté pendant quelque temps.

Mais c'est surtout aux travaux de Robiquet que nous devons de bien connaître cette substance. La narcotine cristallise en petits prismes rhomboïdaux blancs ; elle est insipide, inodore, insoluble dans l'eau froide, assez soluble dans l'eau bouillante et l'alcool qui en dissout le vingtième de son poids, très-

soluble dans l'éther, dans l'acide acétique *à froid* [1].
Cet alcaloïde se colore en jaune vif au contact de
l'acide nitrique. Sa solution dans l'alcool ou dans
l'eau acidulée exerce le pouvoir rotatoire vers la
droite, à l'opposé de la morphine.

La narcotine peut être obtenue de plusieurs manières : lorsqu'on épuise l'opium par l'eau pour extraire la morphine, nous avons dit qu'on obtenait pour
résidu une matière brune. Cette matière brune,
traitée par l'éther, abandonne la narcotine mélangée
à un peu de porphyroxine. On peut encore traiter
directement l'opium frais par l'éther. Les sels de
morphine ne se dissolvant pas dans ce véhicule, on a
une solution éthérée de narcotine, de porphyroxine,
et d'une certaine quantité de méconine.

On évapore au bain-marie ; le résidu est traité par
l'eau qui dissout la méconine, puis par l'acide chlo-
rhydrique étendu qui forme des chlorhydrates de narcotine et de porphyroxine. On rapproche les liqueurs,
le chlorhydrate de narcotine se sépare et se dépose
au fond du vase, tandis que le chlorhydrate de porphyroxine reste dans les eaux-mères. Le chlorhydrate
de narcotine, décomposé par l'ammoniaque, donne la
narcotine isolée.

[1] Dans l'acide acétique à chaud la narcotine n'est pas soluble.

NARCÉINE. — La narcéine est une substance très-blanche, cristallisable en prismes à 4 pans très-déliés qui affectent la forme d'aiguilles ; elle est styptique, d'une saveur légèrement amère ; elle se fond à une chaleur modérée et se dissout dans 375 parties d'eau froide et dans 250 parties d'eau bouillante. Comme la morphine, elle est insoluble dans l'éther, mais elle s'en distingue en ce que les sels de fer ne la colorent pas en bleu. Sa réaction principale et caractéristique consiste dans une belle couleur bleue qu'elle prend en présence des acides minéraux concentrés. La narcéine a été retirée par M. Pelletier des dissolutions d'opium, d'où la morphine avait été précipitée par l'ammoniaque.

MÉCONINE. — C'est une matière non azotée, cristallisable et se rapprochant de la narcotine. Elle se présente en petits cristaux blancs soyeux, peu sapides d'abord, puis âcres après quelque temps. Elle est à la fois soluble dans l'eau, l'alcool, l'éther et les huiles volatiles ; son mélange avec l'eau distille à 155°. Ce principe n'est pas altéré par les acides étendus ; l'acide sulfurique concentré le transforme en un liquide vert foncé ; l'acide azotique le convertit en un acide particulier où il n'y a point d'azote. La méconine n'est pas alcaline [1].

Les principes de l'opium, que nous venons d'examiner rapidement, n'ont pas tous la même importance au point de vue médical. Celui qui joue le principal rôle nous paraît être la morphine. D'après des expériences nombreuses faites par divers observateurs, les effets physiologiques et thérapeutiques des différentes espèces d'opium sont en rapport avec le plus ou moins de richesse en morphine.

M. Trousseau a toujours obtenu les mêmes résultats avec les sels de morphine qu'avec l'extrait gommeux d'opium.

[1] Les procédés d'extraction des principes de l'opium sont basés en grande partie sur la solubilité ou l'insolubilité de ces corps dans l'eau et l'éther. Le tableau suivant permettra de jeter un coup-d'œil d'ensemble sur ces propriétés :

Principes de l'opium.

ALCALOÏDES. — Tous solubles dans l'alcool.

- solubles dans l'eau froide.
  - soluble dans l'éther. (codéine .
  - insoluble dans l'éther. (narcéine).
- insolubles dans l'eau froide.
  - insoluble dans l'éther (morphine).
  - soluble dans l'éther (narcotine).

NON-ALCALOÏDE. — Soluble dans l'eau, l'alcool, l'éther (méconine).

CHAPITRE III.

Étude pharmacologique de l'opium.

L'opium est une substance très-pesante et cassante ; à l'intérieur, les morceaux offrent une couleur noire brillante ; ils sont formés d'une matière compacte dans laquelle on distingue des débris de corps étrangers et des lacunes ou petites cavités pleines d'air.

L'opium répand une odeur nauséabonde, pénétrante, désagréable, qu'on désigne sous le nom de *vireuse ;* sa saveur est amère. Il se dissout dans l'eau, en laissant un résidu formé de matières étrangères. Il se ramollit entre les doigts, et projeté sur des charbons ardents, il se boursoufle et brûle avec flamme. Les Orientaux appellent *thy chandoo* le résidu de combustion qui reste sur leurs pipes à opium.

L'opium n'a pas toujours des propriétés physiques semblables ; ses propriétés médicamenteuses varient aussi, elles sont plus ou moins prononcées suivant le lieu de provenance.

On peut ranger les opiums au point de vue pharmacologique en deux classes : l'une comprenant tous les opiums exotiques, l'autre l'opium que l'on a appelé *indigène.*

I. Opiums exotiques.

On trouve dans le commerce plusieurs espèces
d'opium exotique. C'est ainsi que l'on distingue les
opiums de Smyrne, de Constantinople, ceux de l'É-
gypte, de l'Inde, de la Perse. L'opium de Smyrne est
le plus riche en principes actifs ; il est en masses plus
ou moins considérables, souvent déformées et aplaties
à cause de leur mollesse primitive ; il est recouvert à
sa surface de semences de *Rumex patientia* que l'on
trouve aussi quelquefois à l'intérieur : cette dernière
particularité provient de ce que plusieurs petites
masses primitivement isolées ont été, dans la fabrication, soudées et confondues en une seule. Cet opium,
d'abord mou et d'un brun clair, ne tarde pas à devenir
dur et noir ; il a une odeur forte et vireuse, une saveur amère, âcre, nauséeuse. Lorsqu'on le déchire
avec précaution et qu'on l'examine à la loupe, on le
voit formé de petites lames blondes ou fauves, trans-
parentes et agglutinées.

L'opium de Smyrne comprend quelquefois une sorte
d'opium en boules ou en pains arrondis durs et d'une
qualité vraiment bien inférieure. Suivant la remarque
de plusieurs auteurs, le véritable opium de Smyrne
serait obtenu par incision de capsules de pavot et en

grande quantité dans plusieurs provinces de l'Asie-
Mineure, et principalement dans la Paphlagonie, la
Galatie, la Cappadoce, la Cilicie, l'Arménie-Mi-
neure, etc. L'opium en boules, dont la saveur,
l'odeur et les propriétés sont moins prononcées, serait
aussi préparé dans les mêmes contrées, mais provien-
drait de l'expression et de la décoction des capsules.

L'opium de Constantinople est en petits pains
aplatis, assez réguliers, et d'une forme lenticulaire
de deux pouces à deux pouces et demi de diamètre ;
il est toujours recouvert d'une feuille de pavot dont
la nervure médiane partage le disque en deux parties.
Son odeur est moins prononcée que celle de l'opium
de Smyrne. Les masses qu'il forme sont rougeâtres à
l'extérieur et à l'intérieur et présentent une certaine
mollesse ; mais au contact de l'air elles noircissent et
se dessèchent. Certains auteurs nous assurent que
l'opium de Constantinople n'est pas autre chose que
de l'opium de Smyrne remanié à Constantinople et
mêlé à des matières gommeuses qui en augmentent le
poids et en altèrent la qualité ; d'autres nous disent
que l'opium de Constantinople provient des contrées
de l'Asie-Mineure les plus voisines de la capitale de
l'empire ottoman, contrées dans lesquelles on aurait
l'habitude d'augmenter le produit de l'incision des

capsules de celui de leur expression, mélange qui fournirait naturellement un opium inférieur.

L'opium d'Égypte, le plus répandu de tous, se présente sous la forme de pains orbiculaires aplatis, plus larges que les précédents, assez réguliers, très-propres extérieurement, et paraissant avoir été recouverts de feuilles dont on ne distingue plus que l'empreinte. Sa cassure est nette et luisante; sa couleur rousse permanente est analogue à celle du véritable aloès hépatique; son odeur est moins forte que celle de l'opium de Smyrne et de Constantinople. Les pains de cet opium exposés à l'air libre se ramollissent au lieu de se dessécher, ce qui rend leur surface luisante et un peu poisseuse sous les doigts. L'activité de l'opium d'Égypte est moindre que celle des espèces dont nous avons parlé, circonstance qui tient, comme nous le verrons bientôt, à leur faible quantité de morphine.

Les opiums de l'Inde et de la Perse sont peu communs et viennent rarement en Europe. Le premier, dont on reconnaît trois sortes principales, celui de Patna, celui de Malwa et celui de Bénarès, est en masses à peu près uniformes, allongées, aplaties, du poids d'une once environ. L'extérieur est propre, sans feuilles ni semences; l'intérieur est d'un brun noirâtre assez mou. La saveur en est amère, piquante, nauséeuse ; il a une odeur de fumée, un peu vireuse et bien distincte de celle de l'opium du Levant. Sa richesse en morphine est très-faible, et cette raison empêche le commerce de l'apporter en Europe.

L'opium de Perse, aussi peu connu que le précédent, est sous la forme de bâtons longs de trois pouces et demi, épais de cinq à six lignes, enveloppés de papier et du poids de cinq gros et demi; il offre une pâte fine, uniforme et sans aucune impureté apparente; il a une couleur hépatique plus pâle que l'opium d'Egypte, une odeur vireuse assez prononcée et une saveur très-amère.

Le dosage de la morphine ne devrait jamais être négligé. L'examen chimique peut seul nous révéler les fraudes du commerce. On falsifie l'opium avec des extraits d'autres plantes, avec de l'extrait de laitue sauvage, de coquelicot, etc. Dioscoride nous raconte que, de son temps, on y mêlait le suc du *Glaucium flavum,* papavéracée siliqueuse de l'Europe moyenne et méridionale. On est allé jusqu'à mélanger aux masses d'opium de la terre, du sable, de petits cailloux, des excréments de vache, etc. Les falsifications qui paraissent le plus innocentes et qui consistent à mélanger de l'extrait de coquelicot à l'opium, offrent encore le

grand inconvénient de dérouter le praticien qui, voyant
que l'effet auquel il s'attendait n'est pas produit,
augmente incessamment les doses et croit à une idiosyncrasie du malade. On comprend tout ce que cette
croyance du médecin pourrait avoir de fâcheux au point
de vue clinique, si par une cause quelconque on
revenait tout-à-coup à l'emploi d'un opium non
falsifié.

Quant à la sophistication de l'opium par des matières
nuisibles, elle a donné souvent lieu chez ceux qui
faisaient usage de ces préparations à des phénomènes
insolites, en apparence inexplicables. Ce n'est pas
seulement dans les pays où l'on récolte l'opium
que se commettent ces fraudes coupables, mais
aussi dans les entrepôts des commerçants euro-
péens. M. Chevalier, professeur à l'école de phar-
macie à Paris, dans un excellent travail sur les falsifications des substances médicamenteuses, dit que
l'opium renferme souvent une quantité tellement considérable d'eau (jusqu'à 50 %) et si peu de morphine,
que l'action thérapeutique doit être bien diminuée et
presque nulle dans un grand nombre de cas. D'après
cet auteur, tout opium qui ne contiendrait pas 8 %
de morphine devrait être rejeté de l'usage médical et
réservé à la préparation des alcalis organiques. Afin

de remédier à l'action nécessairement si variable des préparations opiacées, M. Chevalier conseille de leur substituer la morphine et ses sels parce qu'on peut s'assurer facilement de leur pureté et que l'on sait parfaitement quelle est la dose de substance narcotique administrée.

Quand on veut reconnaître la quantité de morphine contenue dans un opium donné, on peut extraire cet alcaloïde par un des procédés précédemment décrits ; mais il est plus simple de recourir à un moyen d'analyse conseillé par M. Guillermond de Lyon et modifié par M. Réveil. Ce procédé permet d'agir sur de petites quantités d'opium et n'exige que peu de temps. Voici en quoi il consiste : « On pèse 15 grammes de la matière à analyser ; après l'avoir coupée en petits morceaux, on la dessèche à l'étuve jusqu'à ce que deux pesées successives, faites à une heure l'une de l'autre, donnent un résultat identique ; le résidu privé d'eau est traité par 75 grammes d'alcool à 85° centésimaux, et broyé dans un mortier jusqu'à ce qu'il se réduise en une bouillie homogène ; on passe cette pâte avec expression à travers un linge serré ; on ajoute au résidu 25 gr. d'alcool et on passe de nouveau. On verse dans les liqueurs provenant de ces deux opérations 10 à 15 gouttes d'ammoniaque, on filtre après agitation, et le liquide est transvasé dans une éprouvette contenant 3 grammes d'ammoniaque. Au bout de vingt-quatre heures il se dépose des cristaux de morphine mêlés de narcotine. Après avoir décanté, ces cristaux sont lavés à l'eau distillée d'abord et ensuite à l'éther pour séparer la narcotine. Les eaux-mères traitées par 1 gr. d'ammoniaque laissent quelquefois déposer de nouveaux cristaux qui, pesés avec les précédents, donnent le poids total de la morphine [1]. »

En soumettant à cette analyse quantitative les différentes espèces d'opium, on a pu apprécier d'une manière suffisamment exacte leur richesse en morphine et se rendre compte de leur inégale activité. Ainsi, l'opium de Smyrne, que l'expérience a démontré être le meilleur, contient environ 10 % de morphine, celui d'Egypte en contient 7 ou 8 %, celui de Constantinople n'en renferme que 5 ou 6 %. L'opium indien est beaucoup moins riche que le précédent. D'après le docteur Thompson, il donnerait trois fois moins de morphine que l'opium de Smyrne. D'après d'autres observateurs, il n'existe qu'un demi-centième de cet alcaloïde dans l'opium indien préparé pour la Chine.

[1] Extrait du traité de thérapeutique de MM. Trousseau et Pidoux.

OPIUM INDIGÈNE.

Sous ce nom nous étudierons l'opium qu'on a obtenu soit en France, soit en Algérie, en cultivant le pavot. Dès les premières années de la colonisation de l'Algérie, on essaya de cultiver le pavot somnifère pour la préparation de l'opium. Ces essais, provoqués et encouragés par le gouvernement, ont amené des résultats avantageux, comme il est facile de s'en convaincre en jetant les yeux sur les rapports faits à l'Académie des sciences par M. Payen [1].

En 1843 et 1844, M. Hardy a recueilli en Algérie sur des pavots somnifères (variété pavot blanc à tête ronde) des opiums qui ont été analysés par M. Payen : les uns ont fourni 5,02, les autres 4,84 et 5,10 pour 100 de morphine. A la même époque et également en Algérie, M. Simon obtenait de la même variété de pavots des produits donnant seulement 3,70 et 3,82 de morphine.

En France, des expériences ont été faites à diverses époques, et ont prouvé la possibilité d'extraire de pavots cultivés sur notre propre sol ce précieux médicament que nous retirions à grands frais de l'Orient, que les procédés si divers de préparation, que les

[1] Comptes rendus, T. XVII, p. 845; T. XX, p. 999.

différences de climat et de culture, que les sophisti-
cations du commerce rendaient si inégal dans son
action thérapeutique. Belon est le premier qui ait
introduit la culture du pavot en France ; son exemple
a été suivi par M. Petit, de Corbeil, par le général
Lamarque et par M. Dives père, pharmacien dans les
Landes. Mais c'est à M. Aubergier, professeur à
l'école secondaire de médecine de Clermont-Ferrand,
que revient l'honneur d'avoir fait les recherches les
plus complètes sur ce sujet. D'après une note insérée
par cet observateur dans les comptes-rendus de
l'Académie des sciences (18 mai 1846), l'opium
récolté dans la Limagne serait notablement supérieur
à celui de Smyrne.

M. Aubergier a fait ses essais sur plusieurs variétés
de pavot somnifère, et il a eu soin d'en doser sépa-
rément le suc à divers intervalles. Ses expériences
l'ont amené à ce résultat : que la richesse de l'opium
en morphine dépend de l'époque à laquelle on incise
les capsules et aussi de la variété de pavot que l'on a
cultivée. Le pavot long qui se rencontre dans le nord
de la France est la variété la plus productive en
alcaloïdes ; le pavot blanc à tête ronde, qui croît
dans le midi, donne un suc de qualité inférieure.
Plus la capsule approche de la maturité et plus les

récoltes se sont succédé, plus la richesse en morphine décroît. Ainsi, dans le pavot blanc à tête ronde
l'opium de la première récolte a donné 6,63 pour 100
de morphine, celui de la seconde 5,53, celui de la
troisième 3,27.

MM. Trousseau et Pidoux nous font observer avec
beaucoup de justesse que « les recherches de M. Au-
» bergier nous conduisent à cette conséquence : que le
» climat est loin d'avoir sur la qualité de l'opium cette
» influence exclusive qu'on lui attribuait autrefois. On
» peut, disent-ils, obtenir dans nos contrées de l'opium
» de qualité supérieure à celui que nous apporte le
» commerce étranger ; et il est établi pour ce produit,
» comme on l'a déjà fait pour le sucre, que le travail
» libre et intelligent des nations civilisées peut suppléer
» aux conditions plus avantageuses qu'offre ailleurs le
» climat, la valeur du sol et quelquefois le prix moins
» élevé de la main-d'œuvre [1]. »

DES PRINCIPALES PRÉPARATIONS PHARMACEUTIQUES DE L'OPIUM.

On présume bien qu'un médicament aussi héroïque,
employé de temps immémorial, a dû subir un grand
nombre de préparations destinées, dans l'esprit de leurs

[1] Traité de thérap. et de mat. médic., 4ᵉ édit., T. II, p. 3.

inventeurs, à en faciliter l'usage. On se convaincra
aisément de ce que nous avançons en jetant un coup-
d'œil sur les pharmacopées anciennes et modernes.
Nous ne reproduirons ici que les préparations les plus
usuelles, dont l'expérience a démontré l'utilité.

L'opium est rarement employé dans l'état où on le
trouve dans le commerce (opium brut); cependant,
réduit en poudre et séché, il sert quelquefois à sau-
poudrer des cataplasmes. Il entre encore comme
élément essentiel dans la thériaque et le diascordium.
La thériaque est un mélange de médicaments stimu-
lants, toniques, astringents, anti-spasmodiques et
d'opium brut. Sa formule varie aujourd'hui chez les
différentes nations. Quatre grammes de thériaque
française contiennent près de 5 centigrammes d'opium
brut choisi ou 25 milligrammes extrait aqueux d'opium.

Le diascordium a une composition tout-à-fait analogue à la thériaque, et contient à peu près la même
quantité d'opium brut.

Le plus souvent on fait subir à l'opium, dans l'officine du pharmacien, l'action de l'eau ou de l'alcool,
du vin, ou de l'acide acétique.

I. Produits obtenus par l'eau.

Extrait gommeux d'opium.

On opère ordinairement sur une quantité de 500

grammes opium brut choisi. On fait agir à plusieurs reprises de l'eau froide en ayant soin de malaxer ; on passe avec expression. La liqueur évaporée en consistance d'extrait donne ce que l'on a appelé l'extrait aqueux ou gommeux d'opium ou encore l'extrait thébaïque. Ce dernier nom sert à déguiser les préparations opiacées aux yeux des malades pusillanimes.

Pour avoir un extrait entièrement dépourvu de narcotine, le *Codex* prescrit de faire agir sur l'opium brut délayé dans l'eau une certaine quantité d'éther sulfurique, lequel dissout complètement la narcotine. Cette préparation est à peu près inusitée.

On donne l'extrait gommeux d'opium à la dose de 2 à 5 centigrammes en pilules ou en potion, ou bien dans certains médicaments officinaux dont l'usage est journalier : tels sont le sirop d'opium, le sirop de karabé, les pilules de cynoglosse, la poudre de Dower, la teinture d'extrait aqueux d'opium.

Le sirop d'opium est un mélange d'une dissolution d'extrait aqueux d'opium dans l'eau et de sirop simple. Le mélange est fait de manière à ce que 30 grammes renferment 5 centigrammes d'extrait gommeux.

Le sirop de karabé est du sirop d'opium contenant 10 centigrammes d'huile pyrosuccinique par 32 grammes.

Les pilules de cynoglosse sont composées d'écorce

sèche de racine de cynoglosse, de semences de jusquiame, de myrrhe, d'oliban, de safran, de casto-
réum et enfin d'extrait aqueux et de sirop d'opium.
On les prescrit de 10, de 20, de 30 centigrammes
suivant les cas ; l'extrait aqueux d'opium figure pour
un huitième dans le poids de chaque pilule.

La poudre de Dower, dont l'efficacité est réputée si
grande dans le traitement des affections rhumatis-
males, doit en partie ses propriétés à l'extrait aqueux
d'opium. C'est un mélange de sulfate de potasse,
d'azotate de potasse, d'ipécacuanha en poudre et
d'extrait d'opium sec et pulvérisé. 55 centigrammes
de ce mélange contiennent 5 centigrammes d'extrait
gommeux.

L'extrait aqueux d'opium est encore quelquefois
employé topiquement pour calmer des douleurs névralgiques. On prépare les emplâtres ou mouches d'opium
en étendant un peu d'extrait sur un morceau de taffetas.

II. Produits obtenus par l'alcool.

L'extrait alcoolique s'obtient en épuisant de l'opium
brut par de l'alcool à 56° centigrades et en évapo-
rant en consistance d'extrait. Sous le nom d'élixir
parégorique, les médecins anglais font un fréquent
usage d'une teinture d'opium composée, dont la formule

varie dans les trois pharmacopées de Londres, de Dublin et d'Édimbourg.

L'alcoolé d'opium balsamique camphré (Londres) est le produit de la digestion pendant huit jours dans l'alcool à 28° (900 grammes) de 4 grammes d'opium dur et choisi, de 4 grammes d'acide benzoïque et de 2 grammes 50 centigrammes de camphre.

L'alcoolé balsamique anisé de Dublin ne diffère du précédent que par l'addition de 4 grammes d'huile volatile d'anis.

L'élixir parégorique d'Édimbourg, ou alcoolé ammoniacal d'opium, est obtenu en faisant macérer pendant huit jours dans un mélange de 350 gram. d'alcool et 150 grammes ammoniaque, 8 grammes d'opium pulvérisé, 12 grammes d'acide benzoïque, 12 grammes de safran et 2 grammes d'huile d'anis. Cet alcoolé contient un 64ᵉ de son poids d'opium pulvérisé ; mais il est bon d'observer que la morphine est mise en liberté par l'ammoniaque, dont la quantité est plus que suffisante pour saturer l'acide méconique et l'acide benzoïque. ·

III. PRODUITS OBTENUS PAR LE VIN.

Le vin, par son alcool et ses sels, dissout très-bien tous les principes de l'opium.

On prépare avec le vin blanc un extrait au vin. L'évaporation doit se faire au bain-marie.

Le laudanum liquide de Sydenham (vin d'opium safrané, œnolé d'opium safrané) se prépare en faisant macérer pendant quinze jours, dans 16 onces de vin de Malaga, 2 onces d'opium sec, 1 once de safran, 4 grammes de cannelle fine, autant de girofles. Le laudanum doit à la matière colorante du safran de teindre fortement en jaune tous les médicaments auxquels il est mélangé; en vieillissant, il se décolore sans rien perdre de ses propriétés. Il se forme au fond du flacon un dépôt de matière colorante privée d'huile volatile, celle-ci reste dissoute dans la liqueur. 20 gouttes de laudanum Sydenham équivalent à 5 centigrammes extrait aqueux d'opium.

Le laudanum de Rousseau (opium fermenté de Rousseau) se prépare en faisant fermenter dans une étuve 375 gram. de miel blanc mélangés à 8 gram. de levure de bière fraîche et délayés dans 1875 gr. d'eau tiède, le tout en présence de 125 gr. d'opium brut choisi. La liqueur, quand elle a cessé de fermenter, est filtrée, évaporée, additionnée d'alcool à 35°, de manière à renfermer le quart de son poids d'opium. 20 gouttes de laudanum Sydenham équivalent à 10 centigrammes extrait aqueux.

IV. Produits obtenus par l'acide acétique.

On prépare le *vinaigre d'opium* en divisant 32 gr.
de cette substance dans 192 grammes de fort vinaigre
et 128 grammes d'alcool à 80° centigrades. Après
huit jours de macération, on passe avec expression et
on filtre au papier. 4 grammes de cette préparation
correspondent à 35 centigrammes d'opium brut.

L'extrait acétique d'opium (extrait d'opium de
Lalouette par la dissolution de 10 grammes d'opium
dans 320 grammes vinaigre blanc): le liquide est ensuite évaporé en consistance d'extrait.

Les gouttes noires (*black-drops*, gouttes de Lan-
castre, gouttes des quakers) paraissent avoir pour
véhicule principal l'acide acétique.

Pour terminer cet exposé des principales préparations officinales ayant pour base l'opium, il nous reste
à parler de celles où entrent les sels de morphine et
de codéine.

La morphine est fréquemment employée sous forme
de chlorhydrate, de sulfate, d'acétate. Ces sels se
forment directement en chauffant à une douce chaleur la morphine en présence de ces acides étendus.
L'acétate de morphine se présente en masse soyeuse,
mamelonnée, et très-difficile à faire cristalliser; le

plus souvent on l'évapore à siccité pour le conserver dans un flacon bien bouché. A la longue, ce sel se décompose, brunit et ne se dissout plus complètement dans l'eau. Avec le sulfate et le chlorhydrate de morphine, on n'est pas exposé à cet inconvénient. Le chlorhydrate de morphine est en houppes soyeuses, flexibles comme de l'amiante ; le sulfate est en longues aiguilles groupées en amas rayonnés. Les sels de morphine sont prescrits à l'intérieur en potion, en pilules et à la dose de 1 centigramme par jour. On en fait un grand emploi par la méthode endermique dans les névralgies. Il suffit de placer sur un vésicatoire 1, 2, 3, 4, 5 centigrammes de sel de morphine, selon les cas, pour obtenir tous les effets des préparations habituelles de l'opium.

La codéine paraît jouir des propriétés de la morphine, mais à un plus faible degré ; son prix élevé en restreint beaucoup l'emploi. Un centigramme de morphine produit autant d'effet que 5 centigrammes de codéine. Cette substance est administrée en pilules ou en dissolution dans un looch ou dans un julep, ou encore sous forme de sirop. Le sirop de codéine s'obtient en faisant dissoudre 15 décigr. de codéine dans 125 grammes d'eau distillée ; on chauffe doucement et on ajoute peu à peu 250 grammes de sucre blanc.

CHAPITRE IV.

Étude des effets physiologiques de l'opium.

Les anciens ne cherchèrent pas à se rendre compte des effets de l'opium , ou , s'ils le firent, ils se payèrent d'un mot et dirent naïvement que l'opium produisait les phénomènes que nous lui voyons produire en vertu d'une propriété stupéfiante spéciale.

Vers la fin du XVIIIe siècle , Boërhaave se préoccupe de savoir si l'opium agit directement sur le système nerveux, et il conclut pour l'affirmative parce que l'absorption *ne peut lui expliquer les rapides effets de l'opium*. Robert Whytt institue quelques mauvaises expériences pour soutenir la thèse du professeur de Leyde [1].

Aujourd'hui , grâce aux expériences de Magendie , de Ségalas , de Fodéré sur l'absorption des substances toxiques , nous pouvons assurer que l'opium transporté par le torrent circulatoire dans toutes les parties

---

[1] Robert Whytt empoisonne une grenouille avec de l'opium, lui arrache le cœur, et constate que la sensibilité s'éteint aussi vite que si le cœur était entier. Il conclut de là que l'agent de la circulation n'est pour rien dans les effets toxiques observés, lesquels devaient être, selon lui, rapportés à une action *directe* exercée par l'opium sur le système nerveux.

de l'économie agit par l'intermédiaire du sang sur le système nerveux, et que, par conséquent, son action n'est pas directe comme on s'était efforcé de l'établir au siècle dernier [1].

Mais il ne suffit pas de savoir que l'opium agit par l'intermédiaire du sang sur le système nerveux. Comment le tissu sanguin est il modifié par l'opium dissous dans le plasma? Comment ce tissu modifié agit-il sur le système nerveux? Voilà les deux questions délicates qui constituent, selon nous, le problème physiologique qui nous occupe.

Première question. — L'état de la science sur le mode d'action intime des substances toxiques et médicamenteuses, ne nous permet que de hasarder quelques conjectures probables sur ce premier point.

M. Mialhe a divisé en quatre classes les corps qui, introduits dans les vaisseaux, agissent sur l'économie : 1° les coagulants ; 2° les fluidifiants ; 3° les modificateurs de la combustion; 4° les substances qui se comportent comme les ferments. Nous savons que cette classification souffre bien des objections ; mais

---

[1] Aucun poison n'est poison par lui-même, nous dit M. Mialhe dans son Traité de chimie appliquée à la physiologie ; toute substance toxique a besoin d'être unie intimément au sang pour acquérir de l'énergie.

telle qu'elle est, nous l'adoptons parce qu'elle nous semble propre à nous donner la clef d'un grand nombre de faits demeurés obscurs jusqu'ici. La classe des coagulants comprend l'acide nitrique, la créosote, l'alun, le perchlorure de fer, etc.; tous ces composés précipitent l'albumine. Les fluidifiants les plus remarquables sont l'acétate d'ammoniaque, les iodures et les bromures de potassium, etc.

Les modificateurs de la combustion se répartissent en trois groupes : dans le premier, on range le chloroforme, l'éther sulfurique, qui déplacent mécaniquement l'oxygène du sang et entravent l'oxydation intravasculaire. Dans le second, on place les hydrogènes sulfuré, sélénié, arsénié, qui forment avec l'*oxygène du sang* de nouveaux composés. Dans le troisième, on rencontre des corps énergiques qui, comme l'acide cyanhydrique, empêchent instantanément l'hématose.

La quatrième classe embrasse des substances dont l'action se fait sentir d'une manière terrible sur l'économie, quoiqu'elles pénètrent à doses infiniment petites : par exemple, le venin de la vipère, du crotale.

Cela posé, si nous cherchons par élimination de quelle classe doit être rapproché l'opium, notre esprit se fixe aussitôt sur la troisième, c'est-à-dire sur

les modificateurs de la combustion. En effet, une dissolution d'opium ne précipite pas l'albumine, ne
déforme pas les globules [1], ne possède pas les propriétés redoutables qui caractérisent la quatrième
classe.

Si on nous demande maintenant dans quel groupe
de la troisième classe nous plaçons l'opium, nous ré-
pondrons que nous hésitons entre le premier et le
deuxième. Ces deux groupes ont pour caractère commun de soustraire l'oxygène aux globules; c'est préci-
sément, selon nous, ce que fait l'opium. Voici la
preuve indirecte que nous en apportons. On sait que
les globules, véritables cellules du tissu sanguin, che-
minant chargés d'oxygène dans les canaux artériels
et d'acide carbonique dans les canaux veineux,
constituent pour le corps vivant un appareil de calorification. Toute substance qui, introduite dans les vaisseaux, entravera les fonctions du globule en lui sous-
trayant de l'oxygène, devra amener du refroidissement.
Eh bien! nous avons constaté sur des lapins subissant
l'influence de l'opium une diminution de température
de 1,5 à 2° centigrades.

Il y a entre l'opium et les corps de la troisième

[1] Pour que l'opium ne déforme pas les globules, il est bien
entendu qu'il doit être dissous dans du sérum.

classe de M. Mialhe une autre analogie que je ne veux pas laisser échapper ; c'est que l'organisme s'habitue aisément à supporter ces substances : on sait qu'il y a des mangeurs d'arsenic comme il y a des mangeurs d'opium.

Deuxième question. — Comment le tissu sanguin modifié agit-il sur le système nerveux ?

Ce qui frappe tout d'abord dans l'étude des effets de l'opium sur le système nerveux, c'est le mélange singulier d'excitation et de sédation. Aussi, pendant que certains auteurs très-recommandables affirment que l'opium est le meilleur sédatif, d'autres non moins autorisés assurent que c'est un excitant : « *Opium, me hercle, non sedat* » , s'écriait Brown. Jœrg partage pleinement cet avis. Giacomini développe longuement la même thèse ; voici ses conclusions :

« Le tableau des effets de l'opium représente l'hy-
» persthénie à tous les degrés. Dans le commencement
» de son action, l'opium donné à doses progressives est
» un hypersthénisant cardiaco-vasculaire et encéphali-
» que ; cependant l'action céphalique est la plus saillante
» dans la généralité des cas, parce qu'elle porte sur
» l'appareil sensorial. On comprendra maintenant pour-
» quoi la sensibilité générale, étant la première à être

» excitée , est aussi la première à être embarrassée ,
» oppressée, suspendue si l'action est excessive, d'où il
» résulte un sommeil forcé, un calme passif, une sorte
» de stupeur pathologique, etc. »

Nous croyons qu'en présence des progrès accomplis
dans l'étude du système nerveux , il est possible de
sortir des termes un peu vagues de Giacomini : c'est
ce que nous allons essayer de faire.

On verra plus loin que les effets de l'opium , quelque variés qu'ils soient , peuvent être ramenés à des
augmentations ou à des diminutions d'afflux sanguin ,
à des contractions ou à des paralysies de la fibre musculaire. Si nous montrons que le physiologiste peut
reproduire *à volonté* dans son laboratoire tous ces phénomènes en agissant par un excitant sur les conducteurs centripètes du système nerveux ; si nous montrons qu'il peut préciser les conditions organiques qui
président à des effets en apparence contradictoires , on
avouera sans peine , je pense, que l'analogie plaide en
faveur de l'opinion qui assimile l'opium à un excitant
des conducteurs centripètes , que ces conducteurs
appartiennent au système ganglionnaire ou au système
encéphalo-rachidien.

Un mot d'abord sur les expériences physiologiques.
Depuis quelques années, grâce aux travaux de Cl.

Bernard, de Brown-Séquard, de Schiff, de Ch. Rouget,
nous sommes à même de nous rendre un compte
exact des troubles circulatoires qui surviennent à la
suite de lésions des troncs des nerfs vaso-moteurs [1], ou
sous l'influence d'impressions périphériques transmises
à ces nerfs par une action en retour.

M. Cl. Bernard sectionne le filet sympathique cer-

[1] M. Ch. Rouget, au sujet des nerfs vaso-moteurs, s'exprime ainsi : « Les vaisseaux (artères et veines) sont munis
de tuniques contractiles, dont le développement est propor-
tionnellement d'autant plus marqué que l'on se rapproche
davantage de la partie périphérique de l'arbre artériel ou
veineux, des vaisseaux de distribution proprement dits. . . .
Partout où un mouvement musculaire s'accomplit, des nerfs
moteurs sont les agents excitateurs de ces mouvements. Les
vaisseaux, et en particulier leur tunique vasculaire, reçoivent
une riche distribution nerveuse. . . . Les nerfs vaso-moteurs
ont leurs origines apparentes dans les ganglions du grand
sympathique. Pour les nerfs viscéraux, il ne peut y avoir de
doute à cet égard : les nerfs des artères de l'intestin, de l'estomac, du foie, émanent du ganglion cœliaque ; les nerfs du
poumon et du cœur, du plexus cardiaque, etc. Quant aux
nerfs vaso-moteurs des membres et du tronc, ils paraissent
provenir des ganglions de la chaîne du grand sympathique.
On connaît depuis long-temps les anastomoses des paires
rachidiennes avec les ganglions sympathiques ; il est facile de
s'assurer, par une dissection attentive, que ces anastomoses
se composent d'une branche afférente qui se détache de la
portion centrale du nerf rachidien, et d'une branche efférente
qui émerge du ganglion sympathique, va joindre le nerf
rachidien et se distribue avec lui à la périphérie. »

vical qui unit les ganglions cervicaux. « Aussitôt
» dit-il, il survient une augmentation de chaleur dans
» tout le côté correspondant de la face. Cet accroisse-
» ment de calorification peut s'apprécier par la main
» très-facilement. Quand on plonge le thermomètre
» comparativement dans les oreilles ou dans les narines
» de l'animal, on constate que la température est plus
» élevée de 4 à 6 degrés centigrades du côté où le filet
» du grand sympathique a été coupé. »

On peut encore constater sur les oreilles transpa-
rentes des lapins que la circulation est beaucoup plus
active.

Comment la physiologie explique-t-elle ces résultats ? Après la section du grand sympathique, les
branches vaso-motrices qui en émanent sont paralysées.
L'ondée sanguine amène une dilatation passive des
tuniques des vaisseaux. L'accumulation du fluide sanguin est suivie d'une élévation de température.

Brown-Séquard, ayant galvanisé le bout périphérique du grand sympathique divisé, a vu les parties
se refroidir à la suite de la contraction des vaisseaux.

En effet, le sang, chassé des capillaires, ne pouvait
plus maintenir au même degré la température de la
région.

Snellen divise le nerf auriculaire (branche du plexus

cervical), et observe qu'une excitation légère portée sur le bout *central* amène une contraction des vaisseaux.

« Le bout central du nerf auriculaire, dit M. Rouget, » n'agit évidemment que comme nerf centripète, comme » nerf sensitif qui apporte au centre médullaire l'im- » pression de l'excitant. Pour parvenir à l'oreille, cette » impression doit nécessairement être réfléchie du » centre sensitif sur les nerfs vaso-moteurs de l'oreille » et sur les origines du cordon cervical du grand sym- » pathique : celui-ci se comporte sous l'influence de » l'excitation qu'il reçoit par l'intermédiaire d'un nerf » sensitif, comme il se comporterait sous l'action » directe d'un courant galvanique. »

M. Ch. Rouget a montré, dans ses cours, qu'en agissant avec un courant très-intense sur le bout central du nerf auriculaire, on obtenait d'emblée une dilatation *paralytique*. Cette expérience est d'une grande importance; elle nous donne la clef des actions réflexes d'arrêt ou paralysantes. A la suite des im- pressions périphériques recueillies par les conducteurs centripètes et transmises aux nerfs vaso-moteurs, il pourra y avoir, suivant les cas, action réflexe para- lysante, et par suite congestion ou action réflexe de mouvement ou de contracture des vaisseaux, et con- sécutivement anémie locale. « Une excitation légère et

» de peu de durée se manifeste par un accroissement » d'énergie des contractions; une excitation intense et » de plus longue durée a pour effet un arrêt des con-» tractions, une paralysie 1. »

Nous devons ajouter qu'il est nécessaire, pour que cette loi se vérifie, qu'il y ait un corpuscule nerveux ou un ganglion entre le point de départ de l'impression et son point d'arrivée.

C'est dans la belle introduction de M. Ch. Rouget aux paralysies réflexes de Brown-Séquard qu'il faut chercher le développement des idées que nous venons de résumer. Nous y renvoyons le lecteur.

Pour faire ressortir avec ordre les relations qui existent entre les expériences ci-dessus et les effets de l'opium, nous étudierons successivement l'action de cette substance sur l'appareil digestif, sur l'appareil respiratoire, sur l'appareil génito-urinaire, sur l'appareil oculaire, sur la peau et sur l'encéphale proprement dit.

ACTION DE L'OPIUM SUR L'APPAREIL DIGESTIF.

Phénomènes qui s'observent du côté de la bouche.

Nous supposons la dose varier de 2 1/2 centigrammes à 5.

1 M. le professeur Rouget.

Presque constamment il y a diminution de la sécrétion salivaire, d'où sécheresse de la bouche et de la gorge. Quelquefois il y a augmentation de la sécrétion salivaire. Il est à noter que cette augmentation de sécrétion a toujours été précédée d'une diminution. Dans ces cas, on n'observe ni gêne dans la déglutition, ni soif.

Si l'on admet, avec nous, que le tissu sanguin chargé des principes de l'opium agisse à la façon d'un excitant léger sur la partie sensible de la chaîne réflexe [1] qui se distribue à la muqueuse buccale, on voit que la partie motrice de cette chaîne, représentée par les plexus lingual et facial du grand sympathique, devra faire contracter les vaisseaux ; par suite de cette contraction des vaisseaux l'afflux sanguin diminuera, et les sécrétions qui sont proportionnelles à la quantité

[1] Une chaîne réflexe se compose d'un appareil de réception constitué par un nerf de sensibilité (conducteur centripète), d'un appareil de transformation formé par une cellule nerveuse qui appartient aux centres médullaire ou encéphalique, d'un appareil de transmission qui n'est autre chose qu'un nerf de mouvement (conducteur centrifuge). La cellule nerveuse relie le conducteur centripète au conducteur centrifuge. Une chaîne réflexe peut être composée, moitié par le système nerveux encéphalo-rachidien, moitié par le système nerveux ganglionnaire, ou bien encore appartenir tout entière à un de ces systèmes.

de sang reçu dans un temps donné diminueront aussi.

Que l'action de l'opium se prolonge ou que les doses augmentent, selon les principes que nous avons posés plus haut, il y aura une action réflexe d'arrêt ; conséquemment une dilatation passive des vaisseaux , une congestion, et en fin de compte une augmentation de sécrétion.

Cette action réflexe d'arrêt, est-ce une pure vue de l'esprit ou une simple analogie ? Non. Voyons , en effet, avcc Cl. Bernard, ce qui va se passer si nous déposons sur la langue d'un animal un excitant très-énergique, quelques gouttes de vinaigre par exemple, après avoir eu la précaution d'introduire un tube dans le canal excréteur de Wharton. L'impression conduite par les filets centripètes des linguaux revient par les branches centrifuges du grand sympathique , et une abondante excrétion de salive a lieu par le tube. Coupe-t-on le nerf lingual , la sécrétion est suspendue ; excite-t-on par le galvanisme le bout central du nerf lingual, la sécrétion recommence.

Nous assimilons ici l'action de l'opium à celle du galvanisme ou d'un excitant chimique énergique ; seulement l'opium n'ayant pas l'énergie de ces excitants ne peut pas produire *d'emblée* le ptyalisme. Ce n'est qu'au bout d'un certain temps, lorsque son action irritante a pu parfaitement se faire sentir, que la sécrétion salivaire est augmentée.

Je ne m'arrête pas sur la sécheresse du gosier, sur la soif, sur la gêne de la déglutition. Ces phénomènes sont une conséquence naturelle de la diminution de la sécrétion salivaire, et ils disparaissent quand le ptyalisme apparaît.

M. Trousseau nous fait observer qu'avec les préparations d'opium les malades n'éprouvent jamais d'amertume à la bouche. Ce signe permet de distinguer les individus soumis aux préparations de datura-stramonium et de belladone, de ceux qui prennent des médicaments à base d'opium.

Phénomènes qui s'observent du côté du tube digestif et de l'estomac. — Même dose que précédemment.

Il y a dans l'estomac et dans l'intestin une diminution notable de toutes les sécrétions. Ce qui s'est passé pour la muqueuse buccale se passe encore pour les muqueuses stomacale et intestinale. En rapport avec cette diminution de sécrétions, on rencontre du dégoût pour les aliments, des digestions pénibles. Dès que l'action de l'opium a cessé de se faire sentir sur l'économie, les fonctions digestives recommencent à s'accomplir comme si de rien n'était. Aussi est-ce une excellente méthode que d'administrer les prépa-

rations opiacées le plus loin possible des repas. Le
mécanisme qui amène la diminution des sécrétions est
le même que pour la cavité buccale. L'excitation trans-
mise aux branches vaso-motrices produit la contraction des vaisseaux, la diminution de l'afflux sanguin,
et par suite la diminution des sécrétions et la sècheresse de la muqueuse. La constipation est une conséquence habituelle de cet état des parties. Les matières
fécales ne peuvent plus cheminer dans un canal que le
mucus a cessé de lubrifier.

Rarement on observe de la diarrhée; lorsqu'elle
survient, ce n'est qu'après la constipation. Nous rap-
prochons ce fait du ptyalisme n'apparaissant qu'après
la diminution de la sécrétion salivaire, et nous lui
donnons la même explication.

Le second phénomène qui se produit du côté des
voies digestives et sur lequel j'ai à insister un peu,
c'est le vomissement.

Le vomissement, nous dit Trousseau, a rarement
lieu lorsqu'on administre l'opium à l'intérieur. Nous
avons entendu M. le professeur Combal, dans le cours
de cette année, confirmer ces résultats, et nous citer
quelques exemples où les vomissements avaient eu
lieu rapidement par des applications externes sur le
creux épigastrique.

Lorsque le vomissement se produit à la suite de doses d'opium prises à l'intérieur, il faut concevoir que l'action excitante du médicament, portant son impression sur les fibres sensitives du pneumo-gastrique, se manifeste, grâce à une action en retour, par la contraction convulsive du diaphragme et des muscles abdominaux. Cette action en retour se remarque si communément, quand des substances irritantes sont introduites dans la cavité digestive, que je juge inutile de m'y arrêter.

Doit-on s'étonner de ce que des applications externes provoquent plus souvent le vomissement que le médicament pris à l'intérieur? Non; car on sait, en physiologie, que les impressions périphériques ' les plus diverses mettent en jeu le diaphragme et les muscles abdominaux. Aujourd'hui que l'on sait que l'estomac n'a aucune part dans le vomissement, il n'y a aucune difficulté à concevoir la chose; de plus, on comprendra aisément que dans ces vomissements, l'estomac étant hors de cause, il n'y ait jamais de symptômes de gastrite ni de modification de la langue.

' Les pieds posés brusquement sur un sol humide excitent le vomissement avec facilité. Des impressions morales arrivent aux mêmes résultats, et certains individus peuvent vomir à volonté, en excitant en eux une impression morale donnée.

Phénomènes qui s'observent du côté de l'appareil respi-
ratoire. — Même dose.

On observe d'abord de la sècheresse sur la muqueuse bronchique, une diminution dans la sécrétion
du mucus. L'excitation légère, portée sur les branches vaso-motrices des vaisseaux, nous rendra compte
de ce fait, comme plus haut de la diminution de la
sécrétion salivaire. Mais il y a plus, on remarque
souvent de la congestion dans le parenchyme pulmonaire. Nous admettons alors que l'excitation, portée
sur les fibres sensitives du pneumo-gastrique et réfléchie sur les nerfs vaso-moteurs du poumon, a amené
un trouble dans la circulation, analogue à celui
qu'amenait l'excitation galvanique intense du nerf
auriculaire (branche du plexus cervical); il y a eu,
en un mot, une action réflexe d'arrêt.

Phénomènes qui s'observent du côté de l'appareil génito-
urinaire — Même dose.

Tantôt la sécrétion urinaire est augmentée, tantôt
au contraire elle est diminuée. La muqueuse du canal
de l'urètre devient sèche ; des injections de liqueurs
laudanisées produisent facilement ce résultat. Selon
MM. les professeurs Combal et Trousseau, la sécrétion
de la muqueuse vésicale serait également diminuée.

M. Trousseau explique par la diminution du mucus vésical la difficulté à rendre les urines, qu'éprouvent les malades. Dans la théorie que nous proposons, cette diminution de sécrétions peut s'expliquer comme précédemment.

Quant à l'action aphrodisiaque de l'opium dont certains auteurs ont parlé, elle ne me semble pas du tout établie. M. Matteï n'a pas constaté cette action chez les mangeurs d'opium, et une saine critique ne saurait accepter le fait de Pereira qui rapporte que 8,000 Turcs, après s'être exaltés par l'opium avant le combat, furent trouvés morts sur le champ de bataille, portant des traces irrécusables d'effets aphrodisiaques. Je parlerai plus tard de l'action de l'opium sur les fibres utérines.

Phénomènes qui s'observent du côté de l'appareil oculaire. —
Même dose.

Les paupières sont légèrement abaissées et injectées, la pupille resserrée.

Les ramuscules nerveux émanant de la cinquième paire qui se distribuent à la paupière reçoivent l'influence excitante de l'opium. Cette impression, réfléchie par le moteur oculaire commun, contracte la pupille. Il y a peut-être consécutivement à cette action un peu de congestion de la rétine, ce qui expliquerait

pourquoi les paupières s'abaissent pour soustraire l'œil
à la lumière.

Phénomènes qui s'observent du côté de la peau. — Même dose.

Nous notons 1° des démangeaisons; 2° des sueurs;
3° la sédation de la douleur.

Les démangeaisons nous semblent un phénomène
d'excitation qui doit embarrasser ceux qui veulent
douer l'opium d'une *vertu calmante primitive*. Nous
croyons que les démangeaisons sont un mode assez
habituel par lequel les nerfs de sensibilité cutanée
répondent à l'excitation qu'ils reçoivent. Mais ce n'est
pas là un mode nécessaire. Les démangeaisons peuvent manquer et les nerfs cutanés n'en être pas moins
excités. Consécutivement à cette excitation des nerfs
cutanés que doit-il se produire? Le système circulatoire
doit être troublé; il doit y avoir congestion. Nous
avons vu ce trouble très-manifeste dans un cas que nous
demandons la permission de citer. M. le professeur
Pirondi, dans son service à l'Hôtel-Dieu de Marseille,
avait passé la sonde cannelée sous un pont fistuleux
à la partie postérieure de l'avant-bras d'une jeune
malade. Le rameau cutané externe du radial fut pincé.
En l'espace d'un quart de minute une rougeur vive
envahit toute la partie inférieure de l'avant-bras. La
sonde retirée, la rougeur disparut comme par enchan-

tement. Nous comprenons que, sous l'influence d'excitation des nerfs cutanés, les glandes sudoripares reçoivent une plus grande quantité de sang et que la sécrétion soit augmentée. Ce que les anciens appelaient mystérieusement *vis diaphoretica opii* nous semble un effet de l'opium, qui dérive de son action primitivement excitante.

Veut-on un cas pathologique où la congestion de la peau, sous l'influence de l'opium, soit pour ainsi dire tangible?

M. Roux de Brignolles, praticien distingué de Marseille, a observé chez un individu débilité, atteint de gastralgie depuis dix ans, des démangeaisons très-vives accompagnées d'œdème considérable aux membres supérieurs et aux bourses, toutes les fois qu'il donnait seulement 5 centigrammes d'extrait gommeux d'opium. L'afflux sanguin, au lieu de déterminer des sueurs, avait produit une infiltration, en raison peut-être de la constitution débilitée de l'individu.

J'arrive à l'action de l'opium sur la douleur, action à laquelle il a dû sans contredit son titre de sédatif. Calmer la douleur est la propriété dominante de l'opium et semble peu conciliable avec le rôle d'excitant que nous lui avons fait jouer. Cette objection nous semble plus spécieuse que fondée. Les cas en médecine où l'on produit *la sédation par un excitant* sont innombrables. Je n'essaierai pas de pénétrer dans l'intimité du phénomène ; je me contente simplement de le constater. Je ferai la division suivante parmi les excitants qui produisent la sédation. Les uns calment la douleur momentanément et la laissent reparaître après plus vive que jamais ; des liqueurs alcooliques *endormiront* quelques minutes une névralgie dentaire. Les autres [1], suivant les cas, tantôt laisseront reparaître la douleur, après l'avoir calmée un temps plus ou moins long, tantôt l'apaiseront d'une manière définitive. Les derniers enfin (et c'est parmi ceux-là que nous rangeons l'opium), quand ils auront porté leur impression sur le système nerveux, ne permettront pas à la réaction douloureuse de se manifester.

Phénomènes qui s'observent du côté du cerveau.—Même dose.

Au début, l'action excitante est manifeste ; il y a de la gaîté ; les idées se pressent, se combinent avec

[1] Nous rangeons le chloroforme dans cette catégorie. Nous avons vu quelques inhalations de ce corps, en produisant des effets d'excitation très-marqués, faire cesser d'une manière *définitive* des douleurs névralgiques atroces. D'un autre côté, j'ai souvent expérimenté sur moi-même que les inhalations chloroformiques ne calmaient une névralgie sus-orbitaire à laquelle je suis très-sujet, que pour la laisser reparaître dix minutes après avec beaucoup plus d'énergie.

facilité. C'est ce fait qui a contribué pour une large part à introduire l'usage de fumer l'opium en Orient ; mais, sous l'influence d'une action réflexe d'arrêt, une congestion encéphalique ne tarde pas à avoir lieu. Toutes les conséquences d'une congestion se déroulent ; il y a de la somnolence, de la stupeur, de l'hébètement, un sommeil lourd, etc. M. Flourens a mis hors de doute cette congestion par ses expériences sur les oiseaux. Ce sont les lobes antérieurs qui ont paru principalement affectés ; on y a observé un piqueté sanguin ou même de petits épanchements. M. Christison, dans des cas d'empoisonnement par l'opium, a rencontré de la sérosité dans les ventricules et a vu la substance cérébrale fortement congestionnée.

Si nous jetons maintenant les yeux sur un tableau comparatif des principaux effets de l'opium et des autres stupéfiants, comme la belladone, le datura-stramonium, la jusquiame, etc., nous pourrons peut-être en tirer quelque conclusion utile au point de vue qui nous occupe.

Tableau comparatif des principaux effets de l'opium et des autres stupéfiants.

OPIUM.	STUPÉFIANTS DIVERS.
Souvent légère excitation intellectuelle au début.	Hallucinations, gesticulations, ris immodérés, loquacité intarissable.

Assoupissement.

Diminution des sécrétions salivaire, gastrique, intestinale, gêne dans la déglutition, soif.

Nausées, vomissements.

Altération variable dans la sécrétion urinaire.

Sueurs.

Contraction de la pupille.

Action paralysante sur la fibre utérine.

Action sédative sur la douleur.

Assoupissement profond.

Diminution dans la sécrétion salivaire, soif ardente, sècheresse et constriction douloureuse du pharynx.

Cardialgie, vomissements.

Altération variable dans la sécrétion urinaire.

Sueurs abondantes, chaleur de la peau.

Dilatation de la pupille.

Action paralysante sur tous les sphincters.

Action sédative sur la douleur.

Il résulte de ce tableau qu'il existe entre l'opium et les autres stupéfiants les plus grandes analogies d'action et les plus grandes différences. Mais ces effets opposés qui nous surprennent dans une classe de corps unis entre eux par une étroite parenté, nous paraîtront naturels si nous les considérons tous comme des excitants doués d'une énergie variable. Celles de ces substances qui seront le plus énergiques produiront au début les effets d'excitation les plus marqués, et ensuite les actions réflexes d'arrêt ou paralysantes les plus nombreuses. C'est ainsi que, tandis que l'opium n'exercera guère son action paralysante que sur la fibre utérine, la belladone paralysera tous les sphincters. Le datura-stramonium, qui paraît être aussi

énergique que la belladone, agira sur ceux-ci comme
cette dernière.

Je sais que l'assimilation que je fais entre les stupéfiants et un excitant du système nerveux ne repose
que sur des *analogies* tirées du domaine physiologique
et ne saurait s'appuyer sur des preuves directes. Mais
doit-on rejeter tout ce qui n'est pas certitude ? Une
hypothèse qui permet de grouper un grand nombre
de faits n'a-t-elle aucune valeur ? Nous croyons qu'il
n'y a aucun inconvénient à admettre une hypothèse,
si l'on ne perd pas de vue que c'est une *hypothèse* et
si l'on se tient prêt à l'abandonner dès qu'un fait in-
conciliable se produit.

Pour terminer cette rapide esquisse physiologique,
je dirai un mot de l'action prolongée de l'opium sur
l'économie, et des effets très-différents que l'on obtient
selon que le médicament est absorbé par l'estomac ou
par une autre voie.

I. Action prolongée de l'opium sur l'économie.

L'habitude de manger, de fumer, de chiquer
l'opium, est généralement considérée comme très-
funeste ; on nous a fait des tableaux lamentables de l'état
cachectique dans lequel tombaient les fumeurs d'opium.
M. Matteï a combattu ces exagérations avec l'autorité

qu'on accorde toujours à celui qui a vu et observé par
lui-même. Il résulte de son intéressant travail que
l'opium est pour les Orientaux ce que le vin et l'alcool
sont pour les peuples de l'Occident, c'est-à-dire un
léger excitant. Le gouvernement fait distribuer aux
soldats turcs entrant en campagne une ration d'opium,
comme nous faisons distribuer à nos soldats une ration
de café. Les voyageurs qui ont été effrayés de l'usage
de l'opium, ont pris pour la règle ce qui était l'excep-
tion. Il existe, en effet, quelques malheureux qui,
mangeant à doses élevées un mélange d'opium et de
deuto-chlorure de mercure, tombent dans un état
déplorable et ont servi de type aux descriptions.
Suivant Eatwel et Oppenheim, l'abus de l'opium est
bien moins répandu en Orient que chez nous l'abus
des liqueurs fortes.

Suivant M. Matteï, qui cite à l'appui de ses affir-
mations nombre de faits, l'usage modéré de l'opium
ne porte aucune atteinte aux facultés intellectuelles.
L'embonpoint, quoi qu'on en ait dit, n'est pas diminué,
les forces ne sont pas altérées; l'organisme semble
s'habituer à cette substance comme à un aliment et
n'en éprouver aucun fâcheux effet. Il n'est pas rare,
nous dit cependant le même auteur, de voir les fumeurs
d'opium manger peu et être exposés à des coliques

subites. Il y a loin de ces inconvénients à ceux qu'on attribue dans le vulgaire à l'usage de cette substance, et les médecins orientaux seraient sans doute quelque peu étonnés s'ils lisaient dans un ouvrage de thérapeutique le passage suivant : «Les mangeurs d'opium » tombent dans le marasme et ne vivent guère au-delà » de 36 ans.... Ces malheureux, au milieu d'un état » de torpeur, sont tourmentés par des douleurs atroces » et une faim continuelle. Ils sont déformés par de » nombreuses périostoses, perdent leurs dents et sont » agités d'un tremblement continuel.

» L'opium lui-même est devenu impuissant à calmer » leurs douleurs, et à les tirer comme autrefois de » l'état d'anéantissement dans lequel ils sont tombés. » Longtemps avant d'être morts, ils sont *des cadavres.*»

II. Des effets différents de l'opium suivant qu'il est ingéré par l'estomac ou administré par une autre voie.

Tout le monde sait que l'opium agit plus énergiquement déposé sur la muqueuse intestinale que sur la muqueuse gastrique, et que par la méthode sous-épidermique ou endermique son action est plus puissante encore. Un fait intéressant, bien constaté par M. Lafargue, va nous mettre sur la voie de l'explication à donner à cette particularité. M. Lafargue nourrit des lapins avec des pavots pendant trois mois sans que les lapins en soient *incommodés* le moins du monde selon son expression. Il leur fait prendre 10 centigram. d'acétate de morphine par jour mêlés au son qui leur sert de nourriture. Pas le moindre signe d'intoxication ne se produit. J'ai pu moi-même, dans l'espace d'une heure, administrer 25 centigrammes acétate de morphine à un lapin, moitié par la bouche, moitié par le rectum, sans que le lapin perdît le moins du monde sa gaîté.

Le lendemain j'injecte au même lapin, sous la cuisse, 12,50 centigr. acétate de morphine, quantité moitié moindre que celle qu'il avait absorbée la veille par la bouche et le rectum. Au bout de demi-heure, j'observe une légère contraction des pupilles; la température s'abaisse (le thermomètre introduit dans l'orifice anal ne marque plus que 38° au lieu de 40 qu'il marquait au début). L'animal, excité avec le pied, fait quelques pas en avant, puis reste immobile. Ses oreilles et ses narines ne tressaillent plus au moindre bruit. Enfin, si on le couche sur le dos, il reste dans cette position sans faire aucun mouvement. Deux heures après environ, le lapin a repris sa gaîté; si on essaie de le mettre sur le dos, il se débat et agite violemment les pattes [1].

[1] J'ai répété plusieurs fois ces expériences avec le concours

Ainsi, par l'estomac et le rectum, aucun signe d'intoxication; par injection hypodermique, signes manifestes mais disparaissant promptement [1].

Si le lapin n'a pas été incommodé dans le cas où il a pris par l'estomac le sel de morphine, c'est que sa muqueuse gastrique possédait la propriété de modifier ou d'altérer la substance qui y avait été déposée. Si la muqueuse gastrique avait laissé passer intact le sel de morphine dans le torrent circulatoire, nous aurions eu les mêmes effets qui ont été observés à la suite de l'injection hypodermique. Cette propriété de la muqueuse gastrique portée à un si haut degré chez le lapin, nous la retrouvons en partie chez l'homme. Si l'opium administré par l'estomac produit des effets moindres que par toute autre méthode, c'est que plus que partout ailleurs les sels de morphine sont susceptibles de s'altérer dans cette cavité.

de M. Bouteille, ancien interne des hospices d'aliénés d'Aix et de Marseille; nous avons toujours obtenu des résultats concordants.

[1] Les effets toxiques de l'opium qui disparaissent si promptement chez le lapin doivent faire penser qu'il y a chez cet animal une tolérance spéciale pour cette substance. Si on mange du lapin vingt-quatre heures après qu'il a absorbé de 10 à 20 centigrammes de morphine, on éprouve des effets de narcotisme très-manifestes, alors même que l'animal, au moment où il a été tué, ne parût plus sous l'influence de l'opium.

CHAPITRE V.

Étude thérapeutique de l'opium.

Les érudits se sont demandé si c'était la vieille
Égypte ou la Grèce qui nous avait fait connaître l'usage
thérapeutique de l'opium. Cl. Alston en fait honneur
aux Grecs et au siècle d'Hippocrate. Le Père de la
médecine parle, en effet, du suc du pavot dans divers
passages (ὀπὸς μήκωνος), et il semble faire allusion à
la propriété fondamentale de ce suc quand il dit :
ὑπνοτικὸν μηκώνιον.

Schulzius nous apprend que l'école empirique
représentée par Sérapion d'Alexandrie et Philinus de
Cos faisait un fréquent usage des opiacés dans les
affections douloureuses et dans l'insomnie. Le Clerc
s'exprime ainsi au sujet des empiriques : *Verosimile
est ex Galeni et Aureliani testimonio empiricos pri-
mos fuisse qui opium in usum duxerunt. Nil poterant
invenire in tota materie medicinali, quod magis ipsis
honori esset.*

Avec l'école empirique tombe en grande partie l'ad-
miration que l'on professait pour les propriétés de
l'opium. Celse recommande de ne se servir de la
médication anodine que dans des cas très-urgents.

Dioscoride et Galien se montrent également timides dans l'administration des opiacés; ils accusent ces médicaments d'introduire dans le corps vivant une cause de gangrène [1]; ils sont loin cependant de les proscrire. On trouve dans Scribonius Largus diverses préparations dans lesquelles entre l'opium. C'est d'abord le *philonium* composé par Philon de Tarse, ensuite le *mithridatium* dû à Damocrate, médecin dont Pline fait un grand éloge. Mais la plus célèbre de toutes les préparations opiacées est, sans contredit, la *thériaque*, que nos pharmacopées modernes n'ont pas dédaigné de conserver. Andromaque le Crétois, premier médecin de Néron, en est l'inventeur. Le médecin grec composa un poëme pour célébrer son invention. La thériaque ne tarda pas à effacer tous les médicaments en usage à cette époque. On peut juger de la vulgarité de son emploi par ce fait : que les grands de Rome nourrissaient des gens en province pour récolter les simples qui entraient dans la thériaque, et la faisaient préparer en grande pompe dans leurs palais.

A la fin du VIe siècle et au commencement du VIIe, les grecs Aëtius, Trallianus et Paul d'Égine se mon-

[1] *Voir* Tralles, sect. 1re, p. 18.

trèrent très-réservés dans l'usage de l'opium. Bontius leur adresse le reproche suivant : *Græci tantum noxas opii videntur novisse, usum vere et virtutes plane divinas non satis exploratas habuisse.*

Plus tard, à la renaissance de la médecine, l'école arabe représentée par Rhazès, Sérapion, Avicenne, Haly Abbatus, Avenzoar, introduisit de nouveau, on peut le dire, l'usage de l'opium dans la pratique médicale. Depuis les Arabes jusqu'à nos jours, malgré quelques protestations, l'opium n'a pas cessé d'être en honneur. Freitag l'employait dans presque toutes les maladies sans distinction d'âge. Hecquet remplit ses ouvrages de ses hyperboliques éloges de l'opium. Sydenham l'appelle un présent de la Providence. Wedel s'écrie : *Vitæ anchora opium est bene et circumspecte agentibus, cymba autem Charontis imperitis, inque horum manu ceu gladium in manu furiosi.* Mentionnons encore Bohnius, Boërhaave, Hoffmann et son disciple Tralles, dont l'ouvrage un peu diffus fourmille de renseignements précieux.

Parmi les modernes, Hufeland est un de ceux qui ont préconisé l'emploi de l'opium avec le plus de sagesse, et, tout en le considérant comme un moyen héroïque, il se moque des médecins qui croient guérir

toutes les maladies avec son secours, et portent habituellement une petite bouteille d'opium dans leur
poche.

On est presque effrayé de la prodigieuse quantité de
maladies dans lesquelles on employait autrefois l'opium.
Aëtius prétendait que la thériaque favorise les mouvements d'inspiration pendant les attaques d'asthme.
Sennertus plaçait dans la bouche de ses asthmatiques
un petit morceau de mithridatium. D'après les anciens, dans la gastralgie et l'odontalgie, les préparations opiacées réussissent presque toujours. Verzacha
dit à ce propos : « *Ego quandiu praxi incumbo, nul-
lum prœstantius remedium comperi laudano* meo
*opiato. Soleo granum unum noctu concedere, unde pla-
cidus subrepsit somnus et* mane omnis dolor evanuit. »

Young, qui a été atteint du choléra sporadique,
raconte qu'il s'en est guéri par des doses successives de
50 gouttes de laudanum, et pose très-longuement les
règles de cette administration.

Tralles était d'avis d'employer l'opium avec modé-
ration dans les sciatiques. Les vésicatoires lui semblent
un bien meilleur moyen.

Le même auteur, en reconnaissant que l'opium
peut être utile dans les convulsions, dans l'épilepsie,
pose cependant de nombreuses contre-indications.

Hecquet, quoique zélé partisan de la méthode anodine, la repousse pour combattre les vives douleurs de la pleurésie.

Hoffmann loue l'emploi du laudanum dans le rhumatisme articulaire, seulement lorsque les douleurs sont intolérables et que les autres médications ont échoué : « *Immaniter urgentibus doloribus ac aliis remediis haud sufficientibus.* »

Les anciens espéraient beaucoup dans l'opium pour arrêter les hémorrhagies. Willis écrit « *excretiones sanguineas opiata potenter sistere.* » Ettmüller dit d'un ton très-affirmatif : « *Periculosiores sanguinis effusiones per quæcunque loca, per alvum, per vesicam, per nares, per os, per uterum, a vi opii compesci.* » Hoffmann a un peu moins de foi dans la vertu anti-hémorrhagique de l'opium ; cependant il le conseille en désespoir de cause.

Nous mentionnerons, sans nous y arrêter, les bons résultats que les médecins des siècles précédents obtenaient, disaient-ils, par la médication opiacée dans le traitement de la céphalalgie, des coliques de toute sorte, de la dentition pénible, de la diarrhée, de la dyssenterie, des fièvres intermittentes, des hémorrhoïdes, de la phthisie pulmonaire, des palpitations de cœur, de la goutte, etc., etc.

Nous ne pouvons donner un catalogue complet de toutes les maladies dans lesquelles l'opium était employé; nous ne pouvons surtout entrer dans la discussion des indications et contre-indications qu'on établissait, parce que cela nous engagerait dans un long et fastidieux exposé de toutes les théories anciennes.

Après ce rapide coup-d'œil sur l'histoire thérapeutique de l'opium dans les siècles passés, nous aimons mieux chercher la solution du problème qui nous occupe, dans les données que nous fournissent nos connaissances actuelles.

Nous avons vu, dans la physiologie de l'opium, que cette substance exerçait une action excitante sur les conducteurs centripètes soit du système ganglionnaire, soit du système encéphalo-rachidien, et que, consécutivement à cette excitation, il pouvait se produire, soit des congestions sur tel ou tel organe, soit des diminutions de sécrétions, soit enfin une *sédation* des conducteurs primitivement excités.

De cette double action de l'opium sur le système circulatoire et sur le système nerveux découlent facilement, croyons-nous, ses indications et contre-indications dans le traitement des maladies. L'expérience clinique de tous les jours démontre les avantages de cet agent thérapeutique, quand il s'agit de remédier

à l'état nerveux, et ses inconvénients, quand on a
à craindre de favoriser les tendances fluxionnaires sur
le poumon, sur le cerveau, etc.

Afin de préciser autant que possible les circonstances dans lesquelles l'opium trouve réellement son
indication, voyons quel rôle joue l'état nerveux dans
les maladies et quelles sont ses formes fondamentales.

Rôle de l'état nerveux. — Le rôle de l'état nerveux est considérable, puisqu'il se montre au début
de toutes les maladies aiguës. Il se traduit le plus habituellement par du malaise, de l'inquiétude, des fris-
sons, etc. L'état nerveux est plus ou moins intense,
plus ou moins bien caractérisé, suivant la nature de
la maladie, les conditions individuelles et la constitution médicale régnante.

Dans la fièvre catarrhale, le frisson est léger, super-
ficiel, erratique; tandis que, dans les affections inflammatoires, il est profond, prolongé : tel est celui
que l'on constate au début de la pneumonie inflammatoire. Dans le choléra, les manifestations nerveuses
sont si tranchées, qu'elles constituent presque à elles
seules toute la maladie.

Veut-on un exemple de l'influence qu'exercent les
conditions individuelles? Tout le monde sait que, chez
les enfants, les phénomènes nerveux sont très-pro-

noncés dans la première période des maladies : ce fait est en rapport avec l'impressionnabilité très-grande dont ils sont doués et avec la prédominance si marquée chez eux du système nerveux. Enfin, dans les maladies qui naissent sous une constitution médicale franche-ment inflammatoire, l'état nerveux est assez court et masqué par la scène pathologique inflammatoire. Ces exemples suffisent pour montrer comment l'état ner-veux peut dépendre de la nature de la maladie, des conditions individuelles et de la constitution médicale régnante.

L'état nerveux ne se borne pas quelquefois à appa-raître à la première période [1] des maladies ; il se prolonge encore pendant la deuxième et la troisième période, c'est-à-dire pendant l'état inflammatoire et fluxionnaire ; il constitue alors une complication et doit être traité comme tel. Chez les femmes hystéri-ques, par exemple, les fièvres rémittentes se compli-quent quelquefois de phénomènes nerveux si bizarres, qu'on serait tenté de croire à une fièvre ataxique. Dans ces cas, l'opium remédie très-bien à ces phéno-mènes insolites.

[1] Les maladies peuvent être divisées en trois périodes : une période nerveuse, une période réactive, une période conges-tive ou de localisation.

Formes de l'état nerveux. — L'état nerveux peut se manifester sous trois formes : troubles de l'intelligence, troubles de la sensibilité, troubles de la motilité. Les troubles de l'intelligence correspondent au délire et à ses formes variées ; leur existence et leur intensité sont généralement en rapport avec les qualités individuelles, la nature de la maladie, son siége, etc.

Comme exemple du rôle que joue dans la production de ces phénomènes l'influence individuelle, nous citerons un cas observé par M. le professeur Combal. M. Combal donnait ses soins à un homme de 50 ans, d'une bonne constitution, qui, après avoir été soumis aux causes produisant habituellement l'affection catarrhale, fut pris d'un délire très-violent. La guérison fut obtenue au bout d'un septénaire par l'usage des moyens qui constituent le traitement ordinaire de l'affection catarrhale. Dans ce cas, les conditions individuelles avaient donné une prédominance excessive aux phénomènes nerveux qui marquent le début de la fièvre catarrhale.

Si nous voulons un exemple de l'influence qu'a la nature de la maladie sur la forme d'état nerveux appelé délire, nous n'avons qu'à citer la fièvre typhoïde qui s'annonce très-souvent au commencement de son invasion par des troubles intellectuels. Le siége qu'affectent les localisations morbides paraît, dans quelques circonstances, jouer le même rôle : on sait que, dans la pneumonie du sommet, le délire figure presque constamment parmi les symptômes.

Les troubles que la sensibilité est susceptible de présenter sont nombreux et variés : ainsi, il peut y avoir exagération de cette faculté ou hypéresthésie. On l'observe surtout dans le rhumatisme, dans la pleurésie, etc. Stahl parle d'épidémies où la douleur était le phénomène principal. Quelquefois l'hypéresthésie semble être indépendante de la nature de la maladie et de l'influence de la constitution épidémique ; on ne peut la rattacher qu'à l'idiosyncrasie du sujet. M. le professeur Combal connaît une personne qui, dans toutes ses maladies, présente une telle exaltation de la sensibilité, que le contact de la main pour explorer le pouls est intolérable.

La diminution ou l'abolition complète de la sensibilité est un phénomène que l'on a rarement l'occasion de constater au début des maladies ; cependant il en existe des exemples. M. le professeur de thérapeutique nous parlait dans ses leçons du fait suivant : Un jeune homme de 17 ans, issu de parents tuberculeux, fut pris, au milieu d'une santé parfaite, de

phénomènes cérébraux avec perte de la sensibilité et
de la motilité. Les attractifs et les révulsifs dirigés
contre une congestion séreuse présumée du cerveau
échouèrent tout-à-fait ; la guérison fut promptement obtenue lorsqu'on eut remarqué que les phénomènes cérébraux étaient sous la dépendance d'une fièvre rémittente
pernicieuse ; le sulfate de quinine en fit promptement
justice. Dans ce cas, l'état nerveux se traduisait par
l'anesthésie et l'abolition de la motilité ; ce qui dépen-
dait non-seulement de la nature de l'affection, mais
encore de la constitution de l'individu qui était très-
nerveux.

La perversion de la sensibilité se rencontre dans
presque toutes les maladies aiguës : ainsi, le plus
grand nombre des malades éprouvent d'abord du malaise, de l'inquiétude, de l'agitation. Ici encore la nature
de l'affection, les conditions individuelles, la constitution médicale doivent entrer en ligne de compte et
faire varier l'intensité de ces phénomènes.

L'altération de la motilité en plus ou en moins
constitue la troisième forme que l'état nerveux est
susceptible de revêtir ; elle peut être générale ou par-
tielle. L'altération générale de la motilité est fréquente
dans les maladies aiguës, surtout chez les enfants ;
rien de plus commun que de voir les convulsions

accompagner chez eux les affections les plus légères.
A toutes les périodes de la vie, il n'est pas rare de
constater dans les maladies aiguës des états convulsifs
partiels, comme le vomissement par exemple. La durée,
l'intensité et le caractère de cet état particulier de la
motilité, sont naturellement subordonnés à l'influence
de la constitution régnante et des conditions individuelles. Ainsi, un individu doué d'un tempérament
nerveux sera beaucoup plus exposé à présenter les
phénomènes que nous étudions. Le siége occupé par
la maladie est encore une circonstance qui peut être
déterminante pour produire cet état : par exemple, les
mouvements convulsifs sont fréquents dans les cas
où la localisation a lieu sur le centre cérébro-spinal.

On voit assez rarement l'abolition de la motilité
ou paralysie figurer dans le prélude des maladies
aiguës ; cependant on l'observe quelquefois dans les
pays soumis aux influences miasmatiques et dans certaines localisations morbides spéciales. Il est à peine
besoin d'ajouter que ces phénomènes seront plus ou
moins prononcés suivant les conditions particulières
que présentera le sujet.

Quand il existe une des formes déjà décrites de
l'état nerveux, il importe de savoir quelle est sa
nature, si elle est essentielle, symptomatique ou

sympathique. L'état nerveux essentiel est extrêmement
rare dans le cours des maladies aiguës. L'état nerveux symptomatique est celui qui se lie à l'existence
d'une lésion cérébrale ; quand il est produit par une
action en retour et qu'il accompagne une maladie
siégeant dans un point éloigné des centres nerveux, il
est dit sympathique. C'est ainsi que chez les enfants
les vers intestinaux produisent du délire ou des convulsions sympathiques.

D'après ce qui précède, il est facile de voir combien l'état nerveux est une chose complexe, combien
les indications qu'il fournit doivent varier suivant les
cas, combien grande serait l'erreur de ceux qui croi-
raient que les opiacés sont indiqués indistinctement
par l'état nerveux.

Si l'état nerveux est essentiel, on le combat promptement à l'aide des moyens qui ont sur lui une action
spéciale (anti-spasmodiques) ; s'il est symptomatique,
on s'adresse à la cause qui le tient sous sa dépendance. On se conduit de même lorsqu'il est sympathique de la souffrance d'un organe éloigné.

L'intervention thérapeutique doit être plus prompte
et plus énergique dans la forme délirante et dans celle
qui a pour caractère le trouble de la motilité, les
convulsions.

Dans le cas où l'état nerveux se montre à la deuxième ou à la troisième période de la maladie, pendant l'état inflammatoire ou fluxionnaire, il faut s'efforcer de le combattre afin que l'évolution de la maladie ne soit pas entravée. Enfin, lorsque l'état nerveux existe avec une complication qui empêche de l'attaquer directement, on doit d'abord s'occuper de celle-ci. Quand il y a des symptômes d'embarras gastrique, il est nécessaire de ne combattre l'état nerveux qu'après avoir modifié les voies digestives par une médication appropriée.

En résumé, dans les troubles de la sensibilité avec exaltation ou hypéresthésie, il y a indication de prescrire les opiacés, parce qu'il faut rompre les communications qui existent entre le monde extérieur et l'organe malade, communications qui se font par l'intermédiaire des conducteurs de la sensibilité.

Les troubles de la motilité avec exagération de cette faculté réclament en général l'emploi des anti-spasmodiques. Dans l'anesthésie, dans les cas de diminution ou de perversion de sensibilité, il convient de recourir aux anti-spasmodiques diffusibles. Les mêmes moyens sont de mise lorsque la motilité est diminuée; dans le cas où elle est abolie, les excitants diffusibles trouvent alors leurs indications.

En faisant une application convenable de ces principes généraux sur l'état nerveux, on peut arriver à
distinguer, croyons-nous, les cas dans lesquels l'administration des opiacés peut être utile et ceux dans lesquels elle offre des dangers ; on évite ainsi de se laisser
aller à l'empirisme aveugle auquel les médecins se
sont laissé aller pendant trop long-temps.

Il n'y a peut-être pas en matière médicale d'agent
qui ait été employé plus que l'opium, et passer en
revue toutes les maladies dans lesquelles on en fait
usage serait presque composer un traité de patho-
logie. L'opium étant le calmant par excellence, on a eu
naturellement recours à lui pour combattre la douleur,
compagne inséparable de tous nos maux. L'expérience
clinique a depuis long-temps démontré que la douleur,
l'hypéresthésie, n'est pas toujours de même nature,
et qu'il est impossible de songer à l'attaquer dans
tous les cas par les mêmes moyens ; aussi de nos jours
l'emploi de l'opium est soumis à certaines règles, dont
l'observation fidèle assure le succès de la médication.

Nous ne pouvons entrer ici dans tous les détails
qu'exigerait l'étude de toutes les applications thérapeutiques de l'opium. Un pareil travail demanderait
de longs développements, et nous entraînerait hors
des limites que la nature de notre travail nous im-

pose; nous nous bornerons à la recherche des indications et contre-indications de l'opium dans quelques groupes de maladies : les phlegmasies, les névralgies et les névroses.

Les opiacés sont d'un grand secours dans quelques phlegmasies; cependant l'activité plus grande qu'ils donnent à la circulation doit faire craindre les congestions, si on n'a pas eu le soin préalablement de faire pratiquer une ou plusieurs émissions sanguines.

Dans certaines phlegmasies qui sont sous la dépendance d'une cause externe et où la douleur joue le premier rôle et appelle la fluxion, la médication opiacée donne d'excellents résultats. Le livre de M. Brachet sur l'emploi de l'opium fournit à cet égard de nombreuses et probantes observations.

Dans les maladies de nature catarrhale, nous trouvons l'indication de l'opium pour calmer l'éréthisme nerveux et activer les fonctions cutanées.

Dans les affections de nature rhumatismale, l'expérience a prouvé qu'il faut être sobre d'opiacés, si on ne veut pas s'exposer à troubler l'évolution de la maladie et à opérer des métastases graves; on ne doit avoir pour but que de modérer la douleur.

Dans les phlegmasies des membranes muqueuses, notamment dans les conjonctivites, M. Brachet a très-utilement employé les solutions aqueuses d'extrait gommeux. Les accidents inflammatoires et la douleur ne tardaient pas à disparaître. Il a pu même, dans quelques cas où il n'existait que de la douleur et une injection de la muqueuse, faire avorter une inflammation imminente.

Les préparations opiacées donnent de bons résultats dans les diarrhées de nature catarrhale ou rhumatismale ; elles agissent en diminuant la solution des glandes mucipares de l'intestin et en calmant l'irritation.

D'après M. Trousseau, « l'opium donné à faible dose est très-utile dans certaines diarrhées des enfants reconnaissant pour cause le passage trop brusque de la matière alimentaire, d'une portion de l'intestin dans une autre. Cette matière descendant dans le gros intestin avant d'avoir perdu ou acquis des conditions déterminées, les portions diverses de l'intestin qui sont en rapport avec telle nature d'aliments et non avec telle autre s'irritent à ce contact insolite, et une sorte de lienterie en est la conséquence [1]. »

Dans la dyssenterie, quelle que soit d'ailleurs la nature de l'affection dont elle est la localisation, il y a toujours les trois éléments (douleur, spasme et fluxion)

[1] Trousseau, Traité de thérap.

qui se combinent pour produire la phlogose de la
muqueuse du gros intestin. Quand la douleur domine,
il convient d'employer les opiacés ; les lavements
doivent être proscrits à cause de la surexcitation locale
qu'ils déterminent du côté du rectum.

L'opium, dans les catarrhes pulmonaires accom-
pagnés d'une abondante excrétion muqueuse, a l'avantage de diminuer la sécrétion, de calmer la toux et le
besoin d'expectoration; mais cet effet n'est pas sans
inconvénient lorsque l'expectoration est modérée, car
alors les opiacés arrêtent la sécrétion muqueuse et
augmentent la suffocation.

D'une manière générale, l'opium trouve rarement
son indication dans les phlegmasies aiguës des organes
thoraciques, parce qu'il rend l'expectoration difficile
et qu'il favorise la congestion de ces organes. On a
beaucoup préconisé l'opium dans la pleurésie, à cause
de la douleur excessive qui est propre à cette maladie.
Ce médicament ne saurait convenir dans le cas où la
douleur dépend de l'inflammation; l'opium n'est de
mise que lorsque le sujet est très-nerveux, que la
douleur est intolérable et que la maladie est de nature
catarrhale. Dans la pneumonie, on prescrit quelquefois
l'opium associé au tartre stibié à haute dose (tartre
stibié 0ᵍ,30 et sirop de diacode 30 grammes dans une

potion); mais cette association a seulement pour but d'empêcher les vomissements. On se demandera peut-être comment l'opium, dont un des effets physiologiques est d'exciter le vomissement, l'arrête dans cette circonstance. Pour concevoir ce résultat, je remarque que 30 grammes de sirop de diacode ne produisent pas ordinairement le vomissement, mais peuvent très-bien agir sur le pneumo-gastrique pour en émousser la sensibilité. L'action du tartre stibié pour exciter le vomissement se trouve, en conséquence, entravée. Le tartre stibié agit seulement alors comme métasyncritique.

Dans les phlegmasies des membranes séreuses, on peut utilement faire usage de l'opium pour diminuer des douleurs excessives. Ce que nous avons dit de la pleurésie est applicable à la péricardite et surtout à la péritonite, lorsqu'on a fait droit aux indications générales fournies par la nature de la maladie et que néanmoins la douleur persiste. L'action bien connue de l'opium sur les organes encépaliques doit faire pressentir les mauvais effets de son administration dans la méningite; aussi la plupart des auteurs s'accordent à le proscrire.

La maladie qu'on désigne sous le nom de méningite cérébro-spinale peut être de nature variable, tantôt catarrhale, tantôt nerveuse ; à Strasbourg, elle paraît même être ordinairement inflammatoire. Les indications doivent nécessairement varier suivant les cas, l'opium est parfaitement indiqué quand la maladie est de nature nerveuse, et c'est sans doute l'observation de pareils faits qui a porté quelques médecins à vanter outre mesure ce mode de traitement.

Les préparations opiacées rendent tous les jours de grands services dans le traitement des affections douloureuses des nerfs ou névralgies. On les emploie alors non-seulement à l'intérieur, mais encore en applications locales sur la peau intacte ou dépouillée de son épiderme, ou bien en injections dans le tissu cellulaire sous-cutané. On a souvent à se louer des bons effets de cette médication dans la névralgie faciale et dans la névralgie sciatique, dans certaines migraines, dans quelques gastralgies, dans certains vomissements spasmodiques où il est nécessaire d'émousser la sensibilité de l'estomac.

L'opium est encore un excellent moyen de calmer la douleur névralgique de l'intestin (colique nerveuse). Huxham, de Haën, Stoll ont beaucoup insisté sur les avantages de ce traitement dans les coliques dues à l'intoxication saturnine ; ils conseillent de faire sur les parois de l'abdomen des fomentations fortement opiacées et de donner à l'intérieur de l'opium à haute dose, jusqu'à la cessation des douleurs.

Pour ce qui est des névroses, il s'en faut de beaucoup que l'opium réussisse dans toutes ; cependant il est usité dans beaucoup d'entre elles. Dans le délire sans fièvre qui éclate à l'occasion d'un traumatisme ou d'une opération chirurgicale, et qui est appelé délire des blessés ; dans la chorée alcoolique , avec ou sans délire improprement nommé *delirium tremens*, l'opium donné à doses proportionnées au sujet et à l'intensité des phénomènes morbides, calme promptement les accidents.

Le tétanos est une affection qui intéresse la motilité, et qui semblerait au premier abord ne devoir pas réclamer l'emploi de l'opium; mais il faut remarquer que cet état de contraction permanente et involontaire du système musculaire dérive d'une lésion primitive de la sensibilité. Depuis les essais tentés par Chalmers, en Amérique, on trouve dans les recueils périodiques un assez grand nombre de guérisons de cette grave maladie par l'usage de l'opium porté jusqu'à la dose de 1 et même 2 grammes en vingt-quatre heures.

M. Trousseau assure être parvenu à guérir la chorée grave et rebelle, en faisant prendre 25 milligrammes d'opium, d'heure en heure, jusqu'à ce que les mouvements convulsifs soient calmés et qu'il y ait un commencement d'ivresse. Le malade est entretenu dans cet état d'intoxication pendant cinq, six et même huit jours. Au bout de ce temps on suspend la médication pour la recommencer quelques jours après. Il est rare qu'au bout de quinze jours il soit nécessaire de continuer le traitement; la maladie est assez modifiée pour que la nature achève elle-même la guérison [1].

L'opium est fréquemment employé contre l'insomnie; ce symptôme, par sa persistance, finit par donner lieu à un état d'éréthisme nerveux, lequel devient le sujet d'une indication majeure. Pour que l'opium soit prescrit avec avantage, il faut que l'insomnie ne soit pas l'effet d'un mouvement congestif vers le cerveau, et que le malade ne présente aucun symptôme fébrile.

Ce médicament, que Sydenham proclamait le remède du choléra sporadique, a paru quelquefois très-utile dans le choléra-morbus épidémique en faisant cesser le trouble profond de l'innervation et en détruisant la concentration des mouvements à l'intérieur, surtout si on a le soin de l'administrer concurremment avec les teintures alcooliques, l'éther, etc. Il faut avoir soin, pour assurer ces bons résultats, d'élever graduel-

---

[1] Extr. du Traité de thérap. de Trousseau et Pidoux.

lement la dose ; on le peut sans trop d'inconvénients.
Pendant l'épidémie de 1854 , M. Combal a donné
jusqu'à 1 gramme 50 centigrammes d'extrait gommeux d'opium.

Nous ne voulons pas terminer cette énumération
sans parler d'une maladie contre laquelle on a fort
long-temps fait usage de l'opium : nous voulons parler
de la fièvre intermittente. Galien , Aëtius , plus tard
Avicenne , Ettmüller , Wedelius , etc., eurent à se
louer de l'emploi de l'opium contre cette maladie.
La découverte du quinquina détrôna l'opium de sa
prérogative fébrifuge , cependant il peut encore
trouver son indication ; aussi croyons-nous utile
d'examiner en quelques mots quel est son mode d'action et quels sont les cas qui le réclament.

M. le professeur Jaumes , qui a fait de l'étude des
propriétés fébrifuges de l'opium le sujet d'un très-
intéressant travail auquel nous renvoyons[1] , montre
très-bien dans quels cas il faut administrer l'opium et
dans quels cas il faut préférer le quinquina. M. Jaumes
distingue les fièvres intermittentes en deux classes :
1° celles qui s'accompagnent d'éréthisme nerveux et
qui réclament l'opium ; 2° celles qui sont avec simple

[1] Journal de la Société de médecine-pratique. Montpellier,
1842 , T. VI, p. 88.

perturbation nerveuse et contre lesquelles le quinquina jouit d'une propriété plus sûre et plus con-
stante. Le diagnostic différentiel de ces deux formes
principales repose sur les trois données suivantes :
1° l'étude du malade ; l'opium convient aux individus
nerveux , irritables, aux sujets du sexe féminin, etc. ;
2° la persistance de la fièvre ; 3° l'étude des symptômes. Cette dernière donnée est la plus importante
de toutes et exige la plus grande attention de la part
du médecin.

« Les fièvres à éréthisme nerveux se manifestent
ordinairement, nous dit M. Jaumes, par un état profond d'inquiétude , une agitation inusitée, des douleurs
vagues ou fixes , du délire , des coliques, des convulsions , etc. ; ou bien par un défaut de proportions
entre les périodes de la fièvre, par exemple, si le froid
est considérable et se prolonge long-temps, si la sueur
est médiocre et n'occupe qu'une partie de la scène. »

La quantité d'opium à prescrire est variable : la
dose ordinaire pour les adultes est de 5 centigrammes
d'extrait gommeux d'opium ou de 20 gouttes de laudanum Sydenham. Si l'éréthisme est plus marqué, la
dose sera plus considérable. On devra l'ingérer en une
ou plusieurs fois quelque temps avant l'heure présumée de l'accès.

M. le professeur Jaumes cite encore quelques cas très-remarquables de fièvres intermittentes pernicieuses *soporeuses* guéries par l'opium. Ici, la théorie de l'opium que nous proposons semble complètement déroutée. Comment concevoir que l'opium, ce *congestionnant* du cerveau par excellence, puisse être utile dans une fièvre intermittente soporeuse? Si on veut admettre que, sous l'influence de l'état nerveux, il y a eu une contraction des vaisseaux encéphaliques, diminution de l'afflux sanguin dans l'organe et consécutivement suspension de ses fonctions, on comprendra qu'un agent thérapeutique comme l'opium puisse, par une congestion modérée, rétablir les choses dans l'état normal.

Si nous cherchons maintenant à synthétiser les faits que nous venons de passer en revue et à nous élever à une formule générale pour les indications et contre-indications de l'opium, nous arrivons à poser les conclusions suivantes :

L'opium sera utile dans les maladies.

1° Quand il y aura lieu de diminuer ou de suspendre certaines sécrétions des muqueuses ;

2° Quand il y aura lieu d'activer la sécrétion des glandes sudoripares de la peau ;

3° Quand il y aura lieu de diminuer le fonctionnement *en plus* des conducteurs de la sensibilité : que ce fonctionnement *en plus* se traduise par de la douleur, de l'hyperesthésie ou tout autre mode.

L'opium pourra être nuisible en congestionnant certains organes, notamment le poumon et le cerveau.

La science des indications et contre-indications consistera à faire entrer en balance l'inconvénient résultant des congestions et les avantages résultant de quelques-uns des effets mentionnés plus haut.

Cette balance s'établira surtout par une étude raisonnée de *l'état nerveux*, étude qui permettra d'apprécier si le fonctionnement *en plus* des conducteurs de la sensibilité est cause de la maladie ou effet ; lorsqu'il sera cause première ou seulement accessoire de la maladie, la médication opiacée obtiendra un prompt succès ; lorsqu'il sera effet, la même médication ne sera que palliative et pourra avoir même de grands inconvénients.

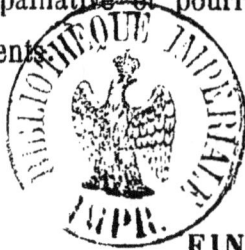

FIN.

241